ENFERMAGEM EM SAÚDE MENTAL

ADMINISTRAÇÃO REGIONAL DO SENAC NO ESTADO DE SÃO PAULO
Presidente do Conselho Regional: Abram Szajman
Diretor do Departamento Regional: Luiz Francisco de A. Salgado
Superintendente Universitário e de Desenvolvimento: Luiz Carlos Dourado

EDITORA SENAC SÃO PAULO
Conselho Editorial: Luiz Francisco de A. Salgado
Luiz Carlos Dourado
Darcio Sayad Maia
Lucila Mara Sbrana Sciotti
Luís Américo Tousi Botelho

Gerente/Publisher: Luís Américo Tousi Botelho
Coordenação Editorial: Verônica Pirani de Oliveira
Prospecção: Dolores Crisci Manzano
Administrativo: Verônica Pirani de Oliveira
Comercial: Aldair Novais Pereira

Edição de texto: Camila Goes Lins
Preparação de texto: Sandra Brazil
Coordenação de Revisão de Texto: Marcelo Nardeli
Revisão de texto: Karen Harumi Daikuzono
Acompanhamento técnico-pedagógico: Mercilda Bartmann
Consultor-médico da área de saúde: Fernando Luiz Barroso
Projeto gráfico: Interface Designes
Coordenação de Arte: Antonio Carlos De Angelis
Editoração eletrônica: Sandra Regina dos Santos Santana, Thiago Ferreira Mullon Planchart
Coordenação de E-books: Rodolfo Santana
Impressão e Acabamento: Gráfica CS

Proibida a reprodução sem autorização expressa.
Todos os direitos reservados à

EDITORA SENAC SÃO PAULO
Av. Engenheiro Eusébio Stevaux, 823 – Prédio Editora
Jurubatuba – CEP 04696-000 – São Paulo – SP
Tel. (11) 2187-4450
editora@sp.senac.br
https://www.editorasenacsp.com.br

© Editora Senac São Paulo, 2019

Dados Internacionais de Catalogação na Publicação (CIP)
(Jeane Passos de Souza - CRB 8ª/6189)

Rocha, Ruth Mylius
    Enfermagem em saúde mental / Ruth Mylius Rocha. – 2. ed. – São
Paulo : Editora Senac São Paulo, 2019.

    Bibliografia.
    ISBN 978-85-396-2891-9 (impresso/2019)
    e-ISBN 978-85-396-2892-6 (ePub/2019)
    e-ISBN 978-85-396-2893-3 (PDF/2019)

    1. Enfermagem 2. Enfermagem psiquiátrica 3. Enfermagem : Saúde
mental   I. Título.

19-985t	CDD – 616.85
	BISAC MED058180
	MED102000

Índice para catálogo sistemático:
1. Enfermagem psiquiátrica e em saúde mental   616.85

Ruth Mylius Rocha

ENFERMAGEM EM SAÚDE MENTAL

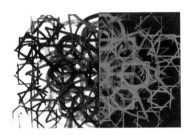

2ª edição

Editora Senac São Paulo – São Paulo – 2019

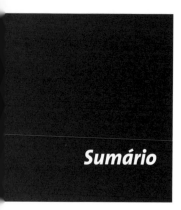

Sumário

Nota do editor	7
Da psiquiatria à saúde mental	**9**
A psiquiatria e o início da enfermagem psiquiátrica no Brasil	16
As tendências em psiquiatria	20
Psiquiatria biológica	20
Psiquiatria psicoterápica	22
Psiquiatria social	25
Terapêutica ocupacional	25
Comunidade terapêutica	26
Psicoterapia institucional	28
Psiquiatria de setor	28
Psiquiatria preventiva e psiquiatria comunitária	29
Psiquiatria democrática italiana	31
As novas diretrizes: Reforma Psiquiátrica Brasileira	**35**
Reabilitação psicossocial	47
O ser humano, a saúde mental e os transtornos mentais e de comportamento	**59**
Períodos críticos	77
Sentimentos	79
Sexualidade	80
Doença física e aspectos psicossocioespirituais	87
Sobre a origem dos transtornos mentais	90
Transtornos mentais e de comportamento	92
As pessoas que apresentam transtornos mentais	95
Sobre a prevenção em saúde mental	96
O cuidado e a enfermagem na equipe de saúde	**99**
A enfermagem na área da saúde mental	130
O que faz o técnico de enfermagem na área de saúde mental?	130
A enfermagem em situações específicas	140
Admissão	141
Pessoas que apresentam ansiedade	142
Pessoas em pânico	143
Pessoas que apresentam medo extraordinário	143
Pessoas que realizam rituais	144

Pessoas que apresentam sintomas físicos sem base orgânica	145
Pessoas deprimidas	146
Pessoas exaltadas	150
Pessoas que se isolam	151
Pessoas desconfiadas	154
Pessoas em crise de agitação	156
Pessoas com comportamento antissocial	161
Assistência à criança e ao adolescente	163
Registro de enfermagem	165
Saúde mental e sistemas não convencionais de saúde	166

Uso e abuso de substâncias psicoativas ou drogas — 169

Substâncias psicoativas	169
Álcool	177
Ópio	179
Inalantes	180
Anfetaminas	180
Cocaínicos	181
Ecstasy	182
Cafeína	182
Canabinoides – maconha	183
Nicotina	183
Alucinógenos	184
Prevenção do uso de drogas	185
Tratamento e cuidado	187
A legislação	194

Glossário de termos psiquiátricos — 199

Anexos — 207

Lei nº 10.216, de 6 de abril de 2001	207
Portaria nº 336/GM, de 19 de fevereiro de 2002	210
Lei nº 10.708, de 31 de julho de 2003	223
Portaria nº 106/MS, de 11 de fevereiro de 2000	225
Portaria nº 3.088 MS/GM, de 23 de dezembro de 2011	230

Referências — 247

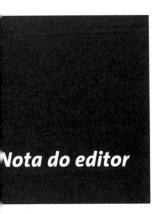

Nota do editor

Desde os anos 1960, mudanças expressivas aconteceram na área da psiquiatria, no que se refere às formas de tratamento oferecidas. Já nos anos 1990, passou-se a dar ênfase à participação de usuários e seus familiares nas decisões e na criação de novos dispositivos de saúde mental, de modo a evitar a exclusão representada pela internação. No Brasil, a promulgação da Lei nº 10.216/2001 foi um marco nesse sentido. Essa lei, que trata da proteção e dos direitos das pessoas com transtornos mentais, redireciona o modelo assistencial e define os tipos de internação psiquiátrica, cria outro paradigma em tratamentos psiquiátricos no país. Para dar conta dessas e de tantas outras conquistas, a Editora Senac São Paulo apresenta esta nova edição do livro *Enfermagem em saúde mental*, incluindo textos da lei e de portarias, além de tratar dos Centros de Atenção Psicossocial – os chamados CAPS –, das residências terapêuticas, dos pontos de cultura, dos serviços de trabalho e renda, enfim, da desinstitucionalização. Um capítulo é dedicado especificamente aos problemas relativos ao uso de drogas, com o intuito de colaborar para as atuais discussões sobre o tema. Esta nova edição enfatiza o trabalho multidisciplinar em saúde mental numa abordagem mais atual. Integram a obra também algumas mandalas produzidas nos ateliês de atividades expressivas do Instituto Municipal Nise da Silveira, que hoje faz parte do acervo do Museu de Imagens do Inconsciente. Tal escolha foi norteada não só pela inegável qualidade artística dessas obras como também pelo alto valor simbólico que as mandalas têm nos processos de cura mental. Agradecemos o apoio e a colaboração da equipe do Museu de Imagens do Inconsciente, em especial a Luiz Carlos Mello, Gladys Schincariol e Eurípedes Gomes da Cruz Júnior, pela orientação.

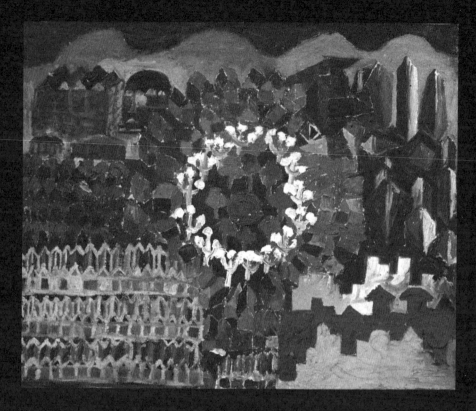

Óleo sobre tela – 48,0 × 40,0 cm (19/12/1952)

Fernando Diniz (1918-1999)

Começou a frequentar o ateliê de pintura em 1949. Sua obra mescla o figurativo e o abstrato, abarcando das mais simples às mais complexas composições. O reconhecimento de seu trabalho veio por meio de exposições no Brasil e no exterior, publicações, filmes e vídeos.

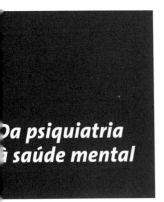

Da psiquiatria à saúde mental

Antigamente não se pensava em transtorno mental ou em doença mental. Não havia psiquiatria. Isso não quer dizer que não houvesse perturbações ou que as pessoas não sofressem com elas ou, ainda, que não recebessem alguma forma de alívio. As explicações para essas perturbações, porém, eram de outra ordem. Isso mostra a influência da cultura sobre as formas de sentir, pensar, explicar e tratar o sofrimento.

Todas as sociedades tiveram suas ideias sobre as dificuldades que mais tarde foram consideradas mentais ou psíquicas. Nos tempos antigos, esses problemas – especialmente quando a conduta se apresentava agressiva, "insensata" – eram atribuídos a forças exteriores ao homem: maus espíritos, almas perdidas, deuses, magos, demônios. Uma vez entendidos dessa maneira, eram tratados com práticas mágicas e religiosas (ou então abandonados à própria sorte).

É interessante acompanhar a maneira como essa questão foi compreendida em vários momentos até chegarmos aos dias atuais.

Hipócrates, na Grécia do século V a.C., destacou-se ao rejeitar as explicações que apontavam os deuses como causadores dessas perturbações e estabeleceu uma classificação que incluía a mania, a melancolia, a histeria e a psicose pós-parto, entre outras. O filósofo Empédocles tratou das emoções afirmando que amor e ódio tinham grande importância na determinação do comportamento humano.

Galeno, no mundo romano do século II d.C., estudou a anatomia e a fisiologia do sistema nervoso e concluiu que este era a sede da alma. Criou a teoria da alma racional, que era dividida em uma parte externa (os cinco sentidos) e outra interna (a imaginação, a percepção, a capacidade de julgamento).

Na Idade Média, chamada Idade das Trevas, predominava a crença de que as pessoas que apresentavam comportamentos que fugiam do esperado estavam possuídas pelo demônio; eram então usadas práticas de exorcismo para expulsá-lo delas. Grandes grupos – sobretudo de camponeses – que se acreditavam possuídos dançavam pelas ruas relatando suas visões e gritando nomes do demônio. Eram tratados com exorcismo ou condenados à fogueira para destruir esses demônios. O estudo desses grupos conduziu às primeiras concepções sobre a influência de fatores sociais no surgimento das perturbações mentais.

Nessa época, na Europa, as populações sofriam também com o problema da lepra. Mas, com o desaparecimento dessa doença, no final da Idade Média a "encarnação do mal" passou a ser a loucura. Surgiu então a "Nau dos Loucos" – *Stultifera Navis* –, um barco que deslizava pelos rios europeus levando loucos, vagabundos e antissociais que eram confiados aos marinheiros para evitar que ficassem vagando pelas cidades. Assim, eles eram entregues ao próprio destino; não se sabia se, quando e aonde chegariam.

Consta que tenha sido construído, por solicitação de um monge e com fundos fornecidos pela população, um estabelecimento reservado exclusivamente para os loucos na cidade de Valência, na Espanha. Em 1410, o papa Benedito XIII abençoou esse asilo. Acredita-se que essa iniciativa cristã de criar o que veio a ser o primeiro hospital psiquiátrico do mundo ocidental tenha sido inspirada em instituições semelhantes da Espanha muçulmana e, de maneira mais geral, da civilização muçulmana, que recebiam os "desviantes sociais". Foi uma iniciativa isolada e não se tem nenhuma outra notícia dela; mais tarde, a psiquiatria espanhola se desenvolveu sob influência absoluta da psiquiatria francesa de Philippe Pinel (1745-1826).

No século XVII, na Europa, começaram a ser criadas casas de internação com a finalidade de nelas confinar o "desatino", ou seja, os vários tipos de "desviantes": loucos, mendigos, libertinos, doentes pobres, moribundos, religiosos infratores. Eram instituições leigas ou religiosas que ofereciam abrigo a esses "incapazes" visando apenas à segregação; assim, o médico não era uma figura necessária. Pessoas despreparadas e mal remuneradas faziam os serviços domésticos (relacionados à higiene e à alimentação), muitas vezes sob as ordens de irmãs de caridade. Na França, por determinação do rei, foi criado um "hotel" (ou casa de recolhimento, de internação geral) com essa finalidade em cada cidade. Essas casas despertavam muito medo pela ideia de contágio físico e moral, sendo então situadas nas periferias.

No século seguinte, começaram a ser criadas, na Europa, casas de internação específicas para os loucos que, apresentando condutas caracterizadas por "insensatez", "furor" e "imbecilidade" (termos usados à época), colocavam em risco os demais desviantes internados. O único objetivo da criação dessas casas era a sua exclusão; a preocupação era com a segurança da sociedade. Eles eram isolados em celas ou masmorras, pois se considerava que haviam perdido sua condição humana, e, nessa situação de limite do humano, chegavam a ser acorrentados, expostos ao frio e mal alimentados.

Circulavam notícias, no entanto, de que na Inglaterra havia instituições, como Bedlam e St. Luke, que não tinham só a função de exclusão, mas desempenhavam o "papel de remédio". Isso teve início, sobretudo, com finalidade filantrópica, por iniciativa dos ricos negociantes William e Samuel Tuke, que criaram um hospital chamado Retiro para os integrantes da seita quacre que apresentassem esses problemas. Considera-se que essa iniciativa, de caráter mais social do que médico, influenciou a psiquiatria inglesa, que durante algum tempo desenvolveu-se prioritariamente com finalidades sociais, e não científicas, nos asilos e nas universidades, como na Alemanha. Ainda na Inglaterra, menciona-se o médico William Battie, que, em meados do século XVIII, escreveu o *Tratado sobre a loucura*, com base em suas observações no hospital St. Luke. De acordo com os ingleses, ele teria aberto caminho para o trabalho de Philippe Pinel.

Da mesma forma, na Itália – na cidade de Florença –, foi criado o Hospital Bonifácio, e seu regulamento, publicado em 1789, dizia que era um dever e uma obrigação respeitar como pessoa o indivíduo com problemas mentais. Esse regulamento proibia qualquer brutalidade em relação aos internos, reduzia ao mínimo os meios de contenção e preconizava medidas higiênicas a serem aplicadas por atendentes, sob orientação dos médicos. Isso se deu por influência do médico Vincenzo Chiarugi, que, entre 1793 e 1794, havia publicado um tratado médico-analítico no qual apresentava cem observações clínicas de loucos e propunha métodos próximos ao tratamento moral, mais tarde descrito por Pinel.

As reformas políticas e sociais que ocorreram na França, no final do século XVIII, inspiraram Philippe Pinel – que aderira aos ideais da Revolução Francesa – a ocupar-se dos loucos. Nessa época, as casas de internação, ou hospitais gerais, já tinham alguma perspectiva de tratamento e já contavam com médicos.

Seu encontro com os loucos teria sido o momento em que ele descobriu sua vocação, ao perceber que ali estavam pessoas com qualidades morais, que talvez tivessem se tornado "loucas" em virtude do exagero dessas qualidades. Pinel foi uma figura fundamental na mudança do estatuto do louco e também foi autor de uma obra original. Para ele, a alienação não aniquilava a pessoa inteiramente, ou seja, sempre restava ao louco uma parte de razão; daí a ideia de que a loucura seria uma doença, passível de tratamento e de cura. Essa ideia partiu de seus estudos sobre a "mania intermitente", na qual o louco apresentava acessos periódicos de "mania" (antes descrita por Hipócrates) e períodos de remissão. Pinel criou uma ciência da doença mental. Foi nomeado para o hospital de Bicêtre (para homens), em Paris, em 1793. É relatado que, como médico-chefe, libertou os loucos das correntes, o que é verdade, mas hoje se sabe que essa versão foi enfatizada por seu filho quando Pinel, vítima de um acidente vascular cerebral, afastou-se de suas atividades. Estudos mais recentes sobre essa época – destacando-se o de Weiner (2002) – mostram que o trabalho de Pinel foi, em grande parte, inspirado em Jean-Baptiste Pussin, com quem ele se relacionou em Bicêtre, uma figura desconhecida até pouco tempo.

Acometido de escrófula (tuberculose ganglionar), Pussin havia permanecido internado por muitos anos e, recuperado, decidiu permanecer trabalhando no hospital. Depois de algum tempo, foi nomeado intendente do pavilhão dos loucos de Bicêtre, que contava com uma população de 250 internos. Muitos destes lá chegavam por denúncias de familiares, seja por desrespeito à autoridade paterna, libertinagem ou devassidão, e os médicos – além de atender aos que apresentavam doenças físicas – tinham a missão de dissuadi-los dessas condutas. No mais, a prática da época era manter os internos acorrentados, e era comum espancá-los; os "tratamentos" incluíam sangramentos, purgativos, banhos com água muito fria ou muito quente.

Excetuando o atendimento médico em situações de doença física, tudo o mais ficava a cargo de Pussin, ajudado por sua esposa, Marguerite Jubline, e dos atendentes (na maioria, antigos internos). Sensível observador, utilizando sua experiência de quase uma década como doente internado, havia observado que maltratar e acorrentar os loucos os induzia à violência e à agressão; entendia que maus-tratos e castigos não poderiam reverter as ideias afetadas e afastava de suas funções os atendentes que assim agissem. Em seus escritos, mostrava também que acreditava que o sofrimento era a causa das enfermidades e estimulava, entre os pacientes, o trabalho, a distração, a confiança, a liberdade possível e a imaginação de um futuro feliz. Contrário ao tratamento por sangria, que considerava perigoso, e valorizando a alimentação, Pussin fez pesquisas sobre outros tipos de tratamento, por exemplo, cozimentos à base de chicória. Ele deixou escritos sobre a organização da vida dos internos e os cuidados que recomendava para sua recuperação. Defendia a criação de estabelecimentos somente para alienados, em razão de suas particularidades.

Ao ser nomeado médico-chefe de Bicêtre, Pinel interessou-se pelo pavilhão administrado por Pussin, passando a observar o seu trabalho e a ouvi-lo. E recebeu deste um relatório sobre os loucos que lhe interessou bastante, pela sensibilidade demonstrada por Pussin na experiência de nove anos de trabalho.

Posteriormente, transferido e na função de médico-chefe de La Salpêtrière, um grande hospital geral parisiense – pois conhecia a fundo a medicina –, Pinel foi incansável na determinação de obter a transferência de Pussin para lá (o que conseguiu somente após seis anos). Para isso, anexou ao seu pedido o relatório de Pussin sobre os internos de Bicêtre, no qual este registrava suas observações, analisando a diversidade dos comportamentos dos internos e também justificando sua iniciativa de retirar as correntes, para "aliviar o estado desses infortunados", substituindo-as, quando necessário, por coletes de força. Pinel vai então retirar as correntes dos loucos do hospital de La Salpêtrière dois anos depois. Sua obra obviamente é muito mais ampla do que a retirada dessas correntes. No entanto, ele ficou bastante conhecido por esse gesto, no qual foi antecedido por Pussin.

> O primeiro enfermeiro psiquiátrico tinha uma visão humanística e integral do paciente.

Assim, Jean-Baptiste Pussin, que consideramos o primeiro enfermeiro psiquiátrico, foi aquele que deu o pontapé inicial na retirada das correntes dos loucos, com base em sua proximidade, em sua compreensão daquelas pessoas (atenção, leitores estudantes, vejam a importância dos registros: esta informação só foi conhecida, na pesquisa de Weiner (2002), graças ao extenso relatório de Pussin, que Pinel encaminhou ao governo quando solicitou a transferência dele para La Salpêtrière). Algumas unidades psiquiátricas, na França, adotaram o nome de Pussin em sua homenagem.

Pinel realçou a importância da rigorosa observação empírica na convivência com os alienados, alicerçada na medicina e na filosofia. Com ele surge a psiquiatria, e o louco começa a ser visto como um doente a ser tratado com os dispositivos do tratamento moral, na medida em que haveria uma parte de sua mente não atingida pela alienação. Ele manteve o asilo, mas provocou uma mudança de mentalidade. A partir de então, os doentes mentais passaram a ser internados em espaços especialmente concebidos. Jean-Étienne Dominique Esquirol, discípulo de Pinel, trouxe a ideia da "paixão que desorganiza" e dedicava muita importância ao espaço reservado aos doentes, que deveria ser amplo; nele, tendo sua vida toda organizada (eliminado qualquer foco de desordem), o doente era observado e disciplinado, para que seus "desvios" fossem corrigidos. A psiquiatria, na sua origem, manteve o hospital psiquiátrico e estabelecia relações de tutela, de dependência (não de troca). A lei francesa de 1838 foi a primeira grande medida social que reconheceu o direito à assistência para uma categoria de doentes: os doentes mentais. Ela criou um espaço especialmente concebido para eles – o asilo –, o primeiro corpo de médicos funcionários civis e constituiu um saber.

No final do século XIX, sob influência de Morel – então diretor de La Salpêtrière –, a psiquiatria francesa sofreu uma virada. A etiologia das doenças mentais foi concebida por ele com um modelo biológico que tinha como base a hereditariedade e as condições do meio (solo, atmosfera, costumes, alimentação). Desse modo, a doença mental instalou-se no corpo. Para Morel, ela decorria da "degenerescência", transmitida e progressivamente agravada. Assim, um indivíduo de temperamento nervoso, após algumas gerações, daria origem a um doente mental. Com Morel, na década de 1850, surgiu a possibilidade de atuação do "higienista" realizando intervenções não só no hospital, mas também em seu exterior. A finalidade era inculcar os bons valores da classe burguesa na classe trabalhadora em formação (na medida em que esta classe social era percebida como vivendo na promiscuidade, na devassidão, com elevado consumo de álcool e, assim, passível de degenerescência).

A teoria de Morel não se sustentou. Foi o momento em que a psiquiatria alemã passou a predominar no mundo. Seu expoente maior, Emil Kraepelin (1856-1926), realizou a descrição e a classificação da doença mental.

Por essa época, a medicina fazia muitos progressos na Europa, graças à descoberta de agentes etiológicos de várias doenças e do tratamento de algumas delas. Assim, a atenção da sociedade psiquiátrica voltou-se para o sintoma, buscando suas origens físicas, a exemplo do que ocorria com as outras doenças (o que era também uma maneira de valorizar a psiquiatria, que passaria a ter um *status* semelhante ao das outras áreas médicas). Entendendo que os distúrbios mentais constituíam entidades nosológicas definidas, Kraepelin, com base no emaranhado de informações disponíveis na época, criou um sistema de classificação com descrições das doenças, seus sintomas e prognóstico. Esta se tornou a base do sistema classificatório que perdura até hoje nas classificações oficiais (CID X, Classificação Internacional de Doenças; e DSM V, Classificação dos Transtornos Mentais pela Associação Psiquiátrica Americana).

Ainda no final do século XIX, nos Estados Unidos, foram construídos muitos hospitais psiquiátricos públicos, pois a situação em que se encontravam os doentes mentais era deplorável. No entanto, as condições nesses novos hospitais também não eram boas. Foi uma professora primária, Dorothea Lynde Dix, quem as denunciou, passando a arrecadar fundos para a construção de hospitais apropriados. Ela também organizou as forças de enfermagem nas corporações militares do Norte durante a guerra civil norte-americana.

Essa é, em traços muito breves, a história da psiquiatria no mundo ocidental, em seus momentos iniciais. Como se poderá observar a seguir, o desenvolvimento da psiquiatria no Brasil foi inteiramente embasado no modelo europeu.

A psiquiatria e o início da enfermagem psiquiátrica no Brasil

No início do século XIX, o Rio de Janeiro passava por uma reforma urbanística com vistas a tornar-se uma metrópole moderna; consequentemente, vadios, mendigos e loucos – ou seja, aqueles que eram considerados perturbadores da ordem pública e social – deveriam ser excluídos. Muitos eram internados nos porões da Santa Casa de Misericórdia, onde viviam em situação precária. Por causa de denúncias e solicitações de médicos, o provedor da Santa Casa decidiu tomar medidas para a criação de um hospício.

Em 1841, o imperador dom Pedro II determinou a construção do hospício, que foi inaugurado em 1852. Assim, a primeira instituição psiquiátrica brasileira criada foi o Hospício Pedro II, situado na Praia Vermelha (que naquela época era a periferia da cidade), pertencente à Santa Casa. Essa instituição, seguindo o que era preconizado por Pinel e Esquirol para o tratamento moral, isolou os doentes mentais em um espaço especialmente organizado para regular e normatizar sua vida. Nele, os guardas (considerados "enfermeiros") vigiavam os doentes, enquanto eram vigiados pelas irmãs de caridade que administravam o hospício. Usavam-se meios de persuasão para que os doentes permanecessem calmos e obedientes; caso fosse necessário, meios repressivos (privação de visitas, de alimentos, colete de força) também podiam ser utilizados para garantir a obediência e a manutenção da ordem. Essas medidas eram determinadas pelos médicos, mas, como estes eram muito poucos, os guardas muitas vezes empregavam a força física no contato com os doentes. A violência do hospício concentrava-se na figura desses guardas – os "enfermeiros" –, encarregados de amarrar, conter ou adotar qualquer outra medida autoritária, a fim de manter a ordem.

Com a proclamação da República, muita coisa mudou no hospício. Dedicado até então à assistência caritativa, voltou-se para a ciência. Desanexado da Santa Casa, foi denominado Hospício Nacional de Alienados,[1] e, como novo diretor, o psiquiatra Teixeira Brandão limitou o amplo poder das irmãs de caridade, as quais se retiraram abruptamente. O governo provisório da República mandou buscar então enfermeiras francesas do Hospital de La Salpêtrière para substituir as irmãs, tendo também em vista a criação de uma escola para formar enfermeiros em psiquiatria.

A enfermagem francesa não havia aderido ao sistema Nightingale,[2] no entanto, a França era o maior expoente da psiquiatria na época, e o Brasil seguia as orientações francesas.

Nesse contexto, para suprir a mão de obra necessária e profissionalizar a mulher, foi criada, em 1890, a Escola Profissional de Enfermeiros e Enfermeiras. Em 1903, aos 30 anos de idade, Juliano Moreira (1873-1933) foi nomeado diretor do hospício, já então intitulado Hospital Nacional de Alienados. Foi ele quem fez o corte entre a psiquiatria brasileira de inspiração francesa e a psiquiatria brasileira nos moldes alemães. Figura de destaque à época, tanto se ocupou da humanização do hospital como

---

[1] Naquela época, o termo empregado era "alienados", e os médicos que os tratavam eram os "alienistas".

[2] Florence Nightingale, na Inglaterra, preconizava o ensino teórico sistematizado com a prática em hospital; exigia certo nível de escolaridade das alunas e recomendava que as escolas de enfermagem fossem dirigidas por enfermeiras, que decidiriam sobre o saber a ser transmitido às alunas.

do desenvolvimento do conhecimento científico na área da psiquiatria. Permaneceu no cargo de direção até 1930. Nesse período, o hospital foi completamente modernizado, a fim de tornar-se o mais próximo possível do hospital geral, como preconizava a psiquiatria alemã. Foram abolidas as medidas de contenção (coletes, camisas de força), retiradas as grades e proposta a admissão voluntária dos "insanos". Mas o que mais preocupava Moreira era o rigor científico na assistência; ele lutava por laboratórios no hospital, para realizar, entre outros, exames citológicos do líquido cefalorraquidiano para elucidar diagnósticos e empenhava-se em trazer médicos clínicos consagrados para trabalhar no hospital. Recomendava a clinoterapia (repouso no leito) e a balneoterapia (banhos prolongados, para os quais contava, distribuídas em cinco salas, com dezoito banheiras fixas e três móveis). Preconizava também a praxiterapia (terapia realizada por meio de atividades), propondo vários tipos de oficinas, tanto para distrair os pacientes como para proporcionar-lhes o aprendizado de um ofício, como sapataria, marcenaria e cultivo da terra.

Juliano Moreira afirmava que o bom trabalho implicava compreender o alienado como doente; para isso, considerava fundamental selecionar bem os enfermeiros (escolhendo aqueles que tivessem mais "disposições naturais" para esse tipo de atividade), fornecendo-lhes ensino e trabalho. Previa que, se os pacientes novos fossem tratados por enfermeiros preparados – na proporção de um enfermeiro para sete ou oito doentes –, seria possível reduzir em até 50% o número daqueles que se tornariam crônicos. Em 1905, reinaugurou a Escola Profissional de Enfermeiros e Enfermeiras (pois a tentativa de 1890 não havia perdurado), com uma turma de 23 alunos: dezesseis homens e sete mulheres. No entanto, não houve crescimento significativo da enfermagem psiquiátrica a partir dessa reinauguração.[3]

---

[3] Em 1921, o ministro da Justiça e Negócios Interiores, Alfredo Pinto Vieira de Melo, aprovou novo Regimento Interno da Escola Profissional de Enfermeiros e Enfermeiras, que passou a chamar-se Escola Profissional de Enfermeiras Alfredo Pinto. Posteriormente, essa escola ficou ligada diretamente ao Ministério da Saúde. Hoje oferecendo curso universitário, é a Escola de Enfermagem Alfredo Pinto, da Universidade Federal do Estado do Rio de Janeiro (Unirio).

Juliano Moreira preconizava ainda o asilo de portas abertas, ou asilo-colônia, na periferia do qual os bons funcionários construiriam "casinhas higiênicas", onde receberiam pacientes suscetíveis de serem tratados fora do hospital até terem condições de voltar para a família. Obteve, então, terrenos para criar essas colônias: no Engenho de Dentro, para mulheres (a Colônia de Psychopatas, que posteriormente recebeu o nome de Centro Psiquiátrico Pedro II e hoje se intitula Instituto Municipal Nise da Silveira), e em Jacarepaguá, para homens (que hoje leva o nome de Juliano Moreira).

Dada a tendência biológica da psiquiatria na época, surgiram muitas formas de tratamentos físicos, nos quais a enfermagem tinha um importante papel. Alguns deles foram:

- **malarioterapia:** inoculação do germe da malária – *plasmodium* – no doente, na crença de que, contraindo a malária, ele melhoraria da doença mental;

- **choque hipoglicêmico ou coma insulínico:** aplicação de insulina, em doses crescentes, até o paciente atingir o estado de coma. Considerava-se necessário um determinado número de comas – 25 ou 30, em média – para que houvesse efeito terapêutico;

- **eletroconvulsoterapia ou eletrochoque:** partindo da ideia de que esquizofrenia e epilepsia eram incompatíveis, Ugo Cerletti criou, em 1928, uma maneira de provocar convulsão por baixa corrente transcerebral;

- **psicocirurgia:** em 1936, foi criada pelo neurologista português António Egas Moniz a lobotomia, uma cirurgia que separa a conexão entre o tálamo e o lobo frontal.

Hoje essas formas de tratamento despertam estranheza, mas é importante lembrar que na época não havia os recursos que temos atualmente. Foram tentativas válidas no sentido de descobrir tratamento para os doentes mentais. Aos poucos, constatou-se que essas alternativas terapêuticas não ofereciam resultados satisfatórios, além de representarem, por vezes, risco de morte para os pacientes. Dessas, apenas o eletrochoque continua sendo utilizado em alguns serviços, em situações específicas.

Nessa época (e até a década de 1940), os agentes, as práticas e os saberes de enfermagem estiveram subordinados aos psiquiatras, ou seja, a enfermagem incorporou a concepção médica às suas práticas. Dirigentes das instituições psiquiátricas preparavam a força de trabalho da enfermagem, em processo formal (com criação de escolas) ou não, transmitindo conhecimentos sobre a doença mental, o doente e as modalidades terapêuticas a serem implementadas na instituição. Não há registros da enfermagem dessa época.

A partir dos anos 1940, as enfermeiras profissionais passaram a atuar nos hospitais psiquiátricos (iniciando pelo Juqueri, no estado de São Paulo) e adquiriram o preparo específico para o trabalho em psiquiatria com os psiquiatras no interior dessas instituições. Somente a partir dos anos 1970 teve início a formação em enfermagem psiquiátrica nas escolas de enfermagem.

As tendências em psiquiatria

A partir de então, o desenvolvimento da psiquiatria se deu em vários movimentos, várias tendências, simultâneas ou não, buscando uma transformação, seja questionando a maneira como se dava a internação, seja entendendo que a comunidade era o lugar mais adequado para realizar o tratamento. A seguir, apresentam-se as mais importantes vertentes e o papel reservado à enfermagem em cada uma delas.

Conhecer essas experiências, essas trajetórias teóricas e práticas, ajuda a compreender as razões e a maneira como se organizou, posteriormente, Reforma Psiquiátrica Brasileira, assim como permite ao profissional de enfermagem compreender seu papel nessa área.

Psiquiatria biológica

A tendência a realizar pesquisas biológicas em relação aos distúrbios mentais, iniciada com Kraepelin, desenvolveu-se muito a partir da década de 1950. O primeiro neuroléptico produzido, a clorpromazina, significou um grande avanço na psiquiatria; pouco tempo depois, foi descoberto o efeito antidepressivo da imipramina. Estudava-se também a ação dos sais de lítio na psicose maníaco-depressiva. Esses três medicamentos são usados até hoje.

A psiquiatria mudou muito após essas descobertas, pois situações difíceis de pacientes agitados, ansiosos ou deprimidos passaram a ser controladas com a medicação, com benefícios tanto para eles como para a equipe, sobretudo para a enfermagem, que até então tinha a tarefa ingrata de controlar as agitações com métodos repressivos (o que marcou sua imagem de forma negativa). Sua atividade também envolvia a permanência nas unidades de internação à noite, tendo que resolver muitas vezes sozinha as situações difíceis dos pacientes, que não conseguiam conciliar o sono e às vezes se tornavam agressivos. Por outro lado, muitas vezes houve a utilização de altas doses desses medicamentos, que funcionaram então como camisas de força químicas, com graves efeitos colaterais.

Nessa tendência da psiquiatria, o saber científico estava voltado para a doença. A observação focalizava o comportamento, as reações do doente, com vistas a estabelecer um diagnóstico e um tratamento medicamentoso, visando combater a evolução da doença. Também era utilizada, em situações específicas – sobretudo na depressão severa –, a eletroconvulsoterapia, ou o eletrochoque.

As informações a respeito do paciente muitas vezes vinham da família ou da enfermagem, levando em conta observações sobre o comportamento e as reações dele. Esses depoimentos tinham, de maneira geral, importância maior do que o da própria pessoa. Privilegiava-se a opinião de quem observava em detrimento da vivência do paciente, inclusive porque, sem estímulo, ele tinha dificuldade para expressá-la.

Nessa vertente, a hierarquia costumava ser nítida: em se tratando de diagnosticar, definir a patologia – cujo tratamento era medicamentoso –, competia ao saber médico fazê-lo. À enfermagem cabia ministrar os medicamentos, ter certeza de que o paciente os ingeriu, observar reações, contendo-o, se necessário, e fazer registros com base nessas observações. Portanto, nessa vertente, a enfermagem realizava atividades conhecidas, relativas a alimentação, medicação, repouso, sempre tendo em vista a importância da contenção da loucura; não participava de reuniões, pois essas ocorriam entre médicos, aprofundando discussões sobre diagnóstico, terapêutica e prognóstico. Alguns membros da enfermagem (sobretudo quando não escolheram a área da saúde mental) se sentem melhor trabalhando assim, realizando atividades conhecidas, habitualmente realizadas no hospital geral.

É importante distinguir a psiquiatria basicamente biológica (que persiste, em algumas instituições, voltada para a pesquisa, sobretudo no uso de medicamentos) da psiquiatria integrada nas questões da saúde mental, componente indispensável do cuidado na atenção psicossocial.

Psiquiatria psicoterápica

Essa corrente, com base na psicanálise, surgiu com Sigmund Freud (1856-1939), que apontou que, para além dos sintomas, importava compreender a pessoa, sua história de vida, em suma, sua singularidade, tendo em vista que cada indivíduo desenvolve de maneira única sua personalidade, seu modo de viver e de enfrentar as dificuldades.

Com Freud foram valorizadas as razões inconscientes dos problemas. Ele formulou, em 1915, uma ampla teoria de um aparelho psíquico do qual uma das dimensões é o consciente – com o qual a pessoa sente, fala, age, adquire saberes, toma decisões, etc. –, e a outra, o inconsciente, que foge ao seu controle, funcionando sem que ela se dê conta. Freud veio mostrar que é justamente essa dimensão inconsciente que move cada um, ou seja: o inconsciente é a fonte das motivações, dos atos e das criações humanas. Por exemplo, entre tantas profissões que existem, entre tantas pessoas para se casar, optamos por uma; dizemos que a escolhemos por determinado motivo. No entanto, Freud veio mostrar que as motivações mais profundas são inconscientes, relacionadas a experiências da infância.

Muitas vezes, o inconsciente expressa algo que a pessoa não só desconhece, mas que, se conhecesse, não aceitaria. Com base no estudo de paralisias de pacientes, por exemplo, nas quais Freud percebeu que não havia correspondência entre a lógica da anatomia e a forma como se apresentavam essas paralisias, ele apontou para um corpo que fala, que diz aquilo que não pode ser dito em palavras.

> O conceito de inconsciente foi uma grande contribuição à psiquiatria, permitindo explicar de outra forma aquilo que acontece com a pessoa que apresenta transtorno mental.

Os trabalhos desenvolvidos por Freud sobre a estrutura e a evolução da personalidade, bem como sobre as motivações da conduta humana, trouxeram elementos para a compreensão da pessoa que apresentava doença mental como alguém que vivencia um processo dinâmico. Seus estudos voltaram-se especialmente para as neuroses, e suas descobertas o levaram à criação da psicanálise, o que provocou uma revolução na maneira de compreender a doença mental.

A descoberta do inconsciente possibilitou identificar que o surgimento de problemas na área psíquica está intimamente relacionado às vivências na infância. A importância dos desejos e anseios inconscientes dos pais em relação aos filhos, a descoberta da sexualidade infantil e dos conflitos do ser humano na infância são aspectos fundamentais, tanto na sua estruturação mental como no desencadeamento desse tipo de transtorno.

A partir de Freud, houve grande desenvolvimento da psicanálise, com vários autores importantes.

Na medida em que se passou a considerar que os problemas eram também provocados por fatores psíquicos, eles passaram a ter tratamento psicoterápico. Essa corrente preconiza que é importante ouvir a palavra do paciente, por meio da qual ele irá expressar os conflitos (conscientes ou inconscientes).

Ao valorizar o inconsciente, Freud também trouxe o conceito de "transferência", ou seja, uma tendência que o ser humano tem de transferir vivências infantis traumáticas para outras pessoas. Esse fenômeno é privilegiado, sobretudo, no atendimento psicanalítico, mas deve ser levado em conta também na psicoterapia e, inclusive, nos serviços de saúde mental, no contato da enfermagem com o paciente. O técnico de enfermagem pode ser percebido no papel de bom pai ou de perseguidor, por exemplo, sendo importante que compreenda que isso não se refere somente à pessoa dele, para poder lidar com o paciente de forma terapêutica.

Nessa corrente, costuma-se fazer reuniões de equipe multidisciplinar com vistas à sua atuação como um todo coerente, e são discutidas, inclusive, as reações que os usuários provocam nos membros da equipe (sentir medo, sentir-se manobrado pelo cliente, sentir-se irritado, por exemplo), a fim de que, compreendendo o que se passa, eles possam ultrapassar esses sentimentos e atuar terapeuticamente.

Nessa perspectiva, o psicólogo e o psicanalista desempenham importante papel. E dada a importância que adquire a palavra do paciente, todos os profissionais são levados a valorizá-la.

Existem também outras formas de psicoterapia nas quais a pessoa é vista como alguém que apresenta uma problemática individual, única, a ser compreendida, mas sem que se dê primazia ao inconsciente.

Na década de 1950, nos Estados Unidos, surgiu uma forma de tratamento que valorizava mais a adaptação do que as revelações das motivações inconscientes. Nesse contexto, a enfermeira e mestre em Enfermagem Hildegard Peplau construiu uma teoria e publicou um livro (importante referência para as enfermeiras na época) sobre relações interpessoais em enfermagem, não tratando das patologias, mas da enfermagem psicodinâmica, ou seja, da relação enfermeira-paciente.

Outra enfermeira norte-americana, Joyce Travelbee, estimulou o avanço da enfermagem dando ênfase à comunicação entre profissional de enfermagem e paciente/familiares. Dizia que, estando constantemente em contato com pacientes e famílias, o profissional de enfermagem reunia condições para auxiliá-los a prevenir e a lidar com a experiência da doença, do sofrimento e, se possível, a encontrar sentido nessa experiência. Seu livro *Intervención en enfermería psiquiátrica: el proceso de la relación de persona a persona* foi publicado em espanhol pela Organização Pan-Americana da Saúde (OPAS) em 1979 e foi muito aproveitado nas escolas brasileiras.

Psiquiatria social

Das críticas ao tratamento psiquiátrico, que continuava a ocorrer no espaço asilar, e visando à sua transformação, surgiram alguns movimentos da psiquiatria social.

Terapêutica ocupacional

Criada por Hermann Simon na década de 1920 com o nome de laborterapia, a terapia ocupacional (TO) trazia a ideia de que o trabalho tinha uma função terapêutica. Mais tarde, compreendeu-se que o fator terapêutico não era o trabalho em si (um trabalho exploratório – por exemplo, colocar os pacientes para limparem os banheiros – não seria terapêutico), mas a maneira como a atividade ocorre.

Entre nós, ficou conhecida como praxiterapia, terapia pela atividade ou terapia prática. Apoiava-se na ideia de que o trabalho teria um papel terapêutico, no sentido de que é uma atividade que retira os indivíduos da posição passiva, do ócio, que por sua vez seria negativo. A proposta era de que a atividade ajudaria a voltar à vida ativa, ajudaria o doente a assumir papéis mais ativos e estimularia sua sociabilidade. O psiquiatra Ulysses Pernambucano introduziu a praxiterapia no Nordeste brasileiro. Outro entusiasmado pela praxiterapia era o psiquiatra Luís da Rocha Cerqueira, cujo nome foi dado ao primeiro Centro de Atenção Psicossocial (CAPS), criado em São Paulo.

Nessa vertente, temos, no Brasil, uma figura ímpar: Nise da Silveira (1905-1999). Admitida como médica no Centro Psiquiátrico Pedro II

(CPPII), em 1946, recusou-se a usar o arsenal terapêutico da época, mencionado anteriormente (coma insulínico, eletrochoque, tratamentos cirúrgicos), que considerava muito agressivo. Em seu lugar, optou pela terapêutica ocupacional.

Deram a ela um pavilhão nos fundos do hospital, sem recursos, para que lá se instalasse. Além de valorizar a atividade e a sociabilidade, ela entendia que, em um ambiente cordial, com um monitor sensível, aqueles pacientes que não conseguiam verbalizar suas vivências poderiam fazê-lo por meio de atividades que lhes permitissem se expressar: na pintura, no desenho e na escultura, eles mostrariam sua dor, que Nise queria entender. Ela queria penetrar o mundo interno do esquizofrênico, conhecê-lo, entendê-lo. A doutora Nise considerava que a pintura e a modelagem tinham valor terapêutico por si só, na medida em que davam forma às emoções, despotencializando-as e convocando forças autocurativas que se moviam em direção à realidade.

Ela desenvolveu inúmeras pesquisas, observando, por exemplo, a relação afetiva entre pacientes esquizofrênicos e animais (mostrando como aqueles obtinham melhora em seu estado psíquico por meio do contato sobretudo com cães, pela estabilidade afetiva que estes oferecem); os pacientes submetidos à lobotomia (apontando o efeito devastador da cirurgia sobre a capacidade criadora deles); e a inter-relação entre vivências individuais e imagens arquetípicas.

Para a maioria dos psiquiatras da época, a TO era pouco relevante; outros, no entanto, reconheceram o valor desse trabalho, como o psicanalista suíço Carl Jung, com o qual a doutora Nise manteve contato. Em 1952, numa pequena sala do CPPII, que atualmente tem o nome Nise da Silveira, foi criado o Museu de Imagens do Inconsciente, que a partir de então cresceu muito, contando hoje com um grande e belíssimo acervo de obras criadas pelos pacientes.

Comunidade terapêutica

Durante a Segunda Guerra Mundial, psiquiatras do exército inglês, recebendo muitos soldados com distúrbios mentais e tendo a missão de devolvê-los rapidamente ao campo de batalha, passaram a tratá-los em pequenos grupos. A experiência levou-os a concluir que os pacientes se beneficiavam muito desses encontros frequentes de discussão e atividades; e dessa experiência se originou o movimento da psicoterapia de grupo. No pós-Guerra, com esses psiquiatras, surgiu o conceito de comunidade terapêutica. Nela, investia-se nas atividades em grupo, com reuniões – geralmente diárias – de toda a comunidade, nas quais se analisava tudo o que nela acontecia, valorizando a liberdade de comunicação, a tolerância ao sintoma, a importância do trabalho conjunto e o relacionamento entre os membros da equipe terapêutica e destes com os pacientes – sem relação de autoridade –, estimulando os últimos a assumir um papel ativo e responsável, como preparação para a volta à vida fora do hospital.

Nessa estrutura, o papel da enfermagem mudou significativamente: aproximou-se tanto do paciente, nas várias atividades, quanto do médico e de outros profissionais que passaram a compor a equipe – assistentes sociais, terapeutas ocupacionais, psicólogos, entre outros.

Ao assumir um relacionamento terapêutico com o doente, fazer registros no prontuário e envolver-se nas reuniões com pacientes e integrantes da equipe, a enfermagem aprendeu muito, tornou-se mais participante e seu trabalho foi enriquecido.

No Brasil, houve experiências isoladas (no Centro Psiquiátrico Pedro II, no Rio de Janeiro, e também na Clínica Pinel, em Porto Alegre), que não tiveram continuidade quando o líder afastou-se, mas que marcaram positivamente quem delas participou. Uma questão, aqui, é que o ambiente na comunidade criava um mundo no qual os pacientes eram respeitados, ouvidos, sendo tudo discutido e decidido em conjunto, um mundo que não encontravam ao sair do hospital; assim, não havia serviço que desse continuidade ao trabalho após a alta. Essa experiência também aponta uma questão fundamental: o hospital psiquiátrico surgiu da necessidade da sociedade de excluir os "diferentes", os que não se enquadram às normas; não sendo trabalhado esse preconceito na sociedade, dificilmente eles tinham lugar ao voltar ao convívio social.

A comunidade terapêutica inglesa de 1940 *não tem relação* com a prática da comunidade terapêutica que existe atualmente entre nós. Esta, em geral, se destina a usuários de substâncias (drogas) e usa o modelo da disciplina e moral religiosa, na perspectiva da abstinência. A religião costuma ser a principal estratégia do tratamento, em programas de 6 a 12 meses, com restrição de visitas/contato com o mundo exterior. Podemos considerar que, sendo uma instituição fechada, com normas rígidas de funcionamento, se aproxima do antigo manicômio.

Psicoterapia institucional

Na França, inicialmente no Hospital de Saint-Alban, percebeu-se que o relacionamento hierarquizado entre equipe e pacientes era negativo para ambos e, na busca de dinamização do hospital psiquiátrico, também se enfatizou a aproximação com os pacientes. As atividades, sobretudo em grupo, se multiplicaram (grupos terapêuticos, operativos, recreativos), desenvolvidas por uma equipe terapêutica, com a participação de médicos, enfermeiros, assistentes sociais, psicólogos e terapeutas ocupacionais. Nesse contexto, surgiu também a terapia de família; a partir de então, a doença mental deixou de ser considerada algo que envolve somente um indivíduo para tornar-se uma questão de toda a família.

> Ao participar de uma equipe terapêutica, o papel da enfermagem foi muito enriquecido.

Psiquiatria de setor

Enquanto o movimento de psicoterapia institucional procurava dinamizar a instituição psiquiátrica, outro movimento, também na França, se encaminhava para reduzir a importância do hospital em favor do atendimento extra-hospitalar – a psiquiatria de setor. A proposta de um grupo de psiquiatras era desmontar o grande hospital, mantendo menor número de leitos psiquiátricos – com base em um cálculo do percentual de doentes mentais na população –, e criar múltiplas equipes no território. Em 1960, o Ministério da Saúde criou o setor, que visava evitar a segregação dos doentes e atender ao princípio da continuidade dos cuidados; foram multiplicados os dispensários e as estruturas extra-hospitalares (hospitais-dia, hospitais-noite, unidades de readaptação) em bairros, de modo a oferecer atendimento próximo da residência dos clientes. Com a definição de zonas geográficas, cada grupo de famílias de um bairro ficaria sob a responsabilidade de uma equipe de saúde mental; havendo atendimento no dispensário, internação no hospital, problemas dos filhos na escola ou qualquer outra questão referente à saúde mental, determinada equipe multidisciplinar era responsável pelo acompanhamento daquelas famílias.

Psiquiatria preventiva e psiquiatria comunitária

Na década de 1960, houve uma guinada no movimento da psiquiatria social. A ampliação da equipe psiquiátrica elevara os custos do tratamento e a população atendida não decrescia – pelo contrário, aumentava muito –, o que passou a representar um problema econômico. Criaram-se comissões, nos Estados Unidos, para analisar a situação e propor um novo tipo de assistência. Em 1963, o presidente John Fitzgerald Kennedy formulou o novo plano de saúde mental, abandonando a reforma do hospital psiquiátrico e dirigindo a ação da psiquiatria para um tipo de desinstitucionalização, um novo espaço, a comunidade, propondo atendimento domiciliar e hospitalização parcial, entre outras medidas.

Paralelamente, surgiam os conceitos de saúde pública e de gradação das intervenções em prevenção primária, secundária e terciária, de R. H. Leavell e E. G. Clark. A nova psiquiatria incorporou então esses conceitos, surgindo, com Gerald Caplan, a psiquiatria preventiva.

Os níveis de intervenções secundário (diagnóstico e tratamento precoce) e terciário (readaptação do paciente à vida social após a alta) se aproximavam, de certa forma, do que já existia; a grande mudança foi o enfoque da prevenção primária. A psiquiatria passou, assim, a dirigir-se também à comunidade, às pessoas em condições passíveis de desenvolver doença mental.

Essa é uma questão complexa, pois, na medida em que o transtorno mental não tem um sistema causal palpável, não podemos afirmar que, ao controlar determinado fator, estaremos evitando a doença mental. Dependendo de como seja posta em prática a prevenção primária, existe o risco de se "psiquiatrizar" a vida social, procurando sinais de desvios com base em um parâmetro do que seria o indivíduo sadio, normal, ou pior, o indivíduo adaptado.

Foi o que aconteceu, de certa forma, nos Estados Unidos: a promoção da saúde mental visava atender a um modelo de acordo com os padrões dos grupos dominantes; a não adaptação a esse modelo representava um "desvio". Isso ocorreu num contexto em que se tentava fazer frente aos distúrbios sociopolíticos da época, relacionados à participação norte-americana na Guerra do Vietnã, ao movimento *hippie* e a outras questões.

Uma forma de psiquiatria preventiva também havia existido no Brasil do início do século, com o movimento higienista da Liga Brasileira de Higiene Mental, que trazia, por trás dos objetivos de prevenção da doença mental, um programa de intervenção no espaço social marcado por racismo, xenofobia e moralismo, com ideias como raças inferiores e superiores, propostas de esterilização sexual dos doentes, colaboração com a polícia na repressão ao alcoolismo, entre outras.

O escritor Lima Barreto (1881-1922), mulato, instruído, viveu nessa época, numa sociedade elitista que tinha pouco espaço para essas pessoas. Quando seu pai foi diagnosticado como louco, a ideia da hereditariedade pesou para Lima, que se tornou alcoolista e foi internado no Hospício Nacional de Alienados, onde permaneceu até sua morte.

Esses movimentos não invalidam, obviamente, a ideia de promoção da saúde, ou seja, de que há fatores protetores, favoráveis à saúde mental pelos quais vale a pena lutar, como educação, emprego, condições de bem-estar, melhor distribuição de renda, liberdade, respeito à orientação sexual, respeito à cidadania e boa formação dos profissionais, entre outros. Da mesma forma, é positivo que a população tenha conhecimentos sobre manifestações precoces de distúrbios mentais, saiba como lidar com a pessoa que os apresenta, saiba onde recorrer aos primeiros sinais de descompensação; e que existam, em todos os municípios, esses serviços aos quais recorrer, com os recursos – humanos e outros – necessários.

Nesse caminhar da psiquiatria, desde a época da violência nas instituições psiquiátricas, não podemos deixar de citar Erving Goffman, com a obra *Manicômios, prisões e conventos*, publicada no Brasil em 1974, na qual o autor analisa o funcionamento das instituições totais – espaços fechados nos quais as pessoas vivem por longo período separadas da sociedade, mantidas sob absoluto controle, não lhes sendo permitida qualquer privacidade ou abertura para a subjetividade – e seus efeitos desfavoráveis. A essas várias experiências de transformação do saber psiquiátrico, veio unir-se um importante movimento: a psiquiatria democrática italiana.

Psiquiatria democrática italiana

Na Itália, até os anos 1950, os hospitais psiquiátricos mantinham características asilares. No entanto, a partir da década de 1960, um movimento de caráter político, liderado por Franco Basaglia, propôs uma reavaliação da psiquiatria.

A psiquiatria democrática italiana questionava o conceito de doença mental, o papel do manicômio, o poder exercido em nome do saber psiquiátrico, assim como, de maneira mais ampla, o sistema social com sua não aceitação das diferenças e seus processos de exclusão. Ou seja, enquanto em alguns países se procurava reformar, modernizar, melhorar a instituição psiquiátrica, Basaglia mostrava, como Goffman, que a própria instituição, ao receber aqueles que a sociedade discriminava e excluía, constituía um problema e, por isso, deveria ser desconstruída. Esse movimento teve início em grandes instituições públicas, como o manicômio de Gorizia, com cerca de 700 internos, onde se realizou um trabalho de humanização da assistência, eliminando-se práticas repressivas, e a seguir, na década de 1970, o Hospital Regional de Trieste, com 1.100 internos, que promoveu a "desconstrução" do manicômio.

Basaglia argumentava que a loucura existe porque faz parte da condição humana; ele mostrava que, nos manicômios, o louco era transformado em doente, colocando-se em destaque a "doença" em detrimento da pessoa. Submetido à violência, à impossibilidade de decidir sobre sua vida, às pressões para se adaptar, acabava perdendo sua dignidade de cidadão. Para Basaglia, não se pode estabelecer uma relação terapêutica entre uma autoridade – tendo em vista que médico e enfermeiro estão sempre em posição dominante – e alguém que não é considerado cidadão, especialmente se é pobre e não produz. Ele reforçava que a relação terapêutica se estabelece somente entre sujeitos livres, com reciprocidade. Compreendendo o paciente internado como um excluído que não pode se opor a quem o excluiu, a psiquiatria democrática italiana voltou-se para a emancipação do louco.

Em 1978, Basaglia conseguiu aprovar na Itália a Lei nº 180, que proibia a construção de novos hospícios e redirecionava os recursos destinados à saúde mental para a criação e manutenção de serviços abertos, como hospitais-dia, lares abrigados, pensões protegidas e leitos psiquiátricos em hospitais gerais. Essa corrente tem um caráter simultaneamente político e técnico. Nela, o trabalho do terapeuta não se faz apenas com a representação mental da realidade, mas com a própria realidade: há que se discutir o direito de cidadão do louco. O papel de cada profissional, separadamente, não tem relevância. O fundamental é que os diversos integrantes da equipe compartilhem uma finalidade comum: o interesse ético-político pelo cidadão, na defesa dos direitos das minorias. Para isso, é importante que todos tenham clara consciência política. Os próprios usuários dos serviços são inseridos nessa luta, por meio das associações que os reúnem, bem como seus familiares, em suas respectivas associações, sendo indispensável, para que isso aconteça, que o "louco" tenha consciência de seu papel de excluído.

Como se percebe nessa trajetória, com muitos pontos de aproximação e de oposição, a psiquiatria não apresentou um perfil único, como outras áreas da saúde, mas uma pluralidade de saberes e de práticas. O decorrer dessa história, com seus vários caminhos, nos leva a entender como essa trajetória desembocou na Reforma Psiquiátrica Brasileira, na qual os vários componentes do cuidado são parte importante dos serviços. Ao detalhar os passos da reforma, no capítulo "As novas diretrizes: Reforma Psiquiátrica Brasileira", este livro pretende fortalecer a enfermagem, ao compreender melhor sua história e a evolução do seu fazer/saber nessa área.

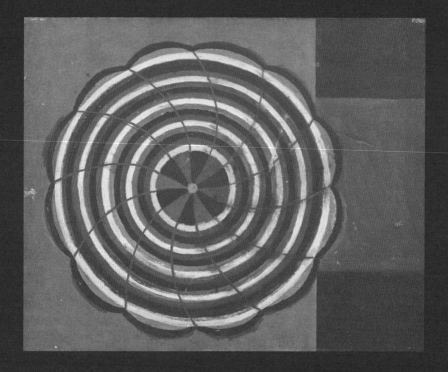

Óleo sobre tela – 60,0 × 50,0 cm (25/7/1958)

Carlos Pertuis (1910-1977)

Iniciou suas atividades no Museu de Imagens do Inconsciente em 1946. Sua arte é feita de essência límpida, construindo com a sua imaginação paisagens e mundos fantásticos de grande beleza. Produziu com intensidade cerca de 21.500 trabalhos e participou de exposições no Brasil e no exterior.

As novas diretrizes: Reforma Psiquiátrica Brasileira[1]

No final da década de 1970, em vários países, intensificavam-se os questionamentos com relação ao caráter iatrogênico do hospital psiquiátrico. Excluindo e mantendo o doente confinado por décadas, muitas vezes submetendo-o a maus-tratos que o levavam à perda da identidade e da dignidade, o manicômio acabava por torná-lo um "crônico" que não mais sairia dali. Buscaram-se então diversas alternativas de tratamento, visando à superação do manicômio, conforme detalhado no capítulo "Da psiquiatria à saúde mental".

Naquele momento, o Brasil vivia sob a ditadura, havendo um grande número de leitos psiquiátricos no setor privado (para o qual a Previdência Social destinava muitos recursos). Aqui também se questionava o modelo psiquiátrico vigente; e assim teve início o movimento da Reforma Psiquiátrica Brasileira.

A reforma, portanto, inscreve-se em um contexto internacional de ruptura com a instituição manicomial e seu sistema coercitivo, violento e intolerante; ela visa, ao contrário, à reconstrução dos direitos civis e da cidadania plena da pessoa que apresenta transtornos mentais.

---

[1] Para o desenvolvimento deste capítulo, foram de extrema importância as conferências, aulas e pronunciamentos realizados por Pedro Gabriel Delgado ao longo das décadas de 1990, 2000 e 2010. Em 1990, Pedro assumiu a Coordenação de Saúde Mental do Ministério da Saúde, na qual permaneceu por dez anos, período em que a saúde mental avançou muito e ampliou sua área de atuação. O capítulo também presta uma homenagem a Domingos Sávio do Nascimento Alves, um dos articuladores da Reforma Psiquiátrica no Brasil. Em 1989, foi um dos fundadores do Instituto Franco Basaglia, importante instituição civil sem fins lucrativos que reuniu profissionais, estudantes, usuários de serviços psiquiátricos e familiares com o objetivo de desenvolver ações de incentivo à formulação de políticas públicas que pudessem resgatar os direitos de cidadania de pessoas com transtornos mentais. Domingos Sávio é uma pessoa que enxerga sempre um caminho, uma possibilidade, mesmo nas situações mais adversas. Uma fortaleza.

Nossa reforma é não só um processo histórico de reformulação do modelo psiquiátrico em suas práticas e saberes, mas um movimento por uma nova ética no cuidado de pessoas com transtornos mentais que congrega profissionais, usuários dos serviços, familiares, associações de bairro e outras organizações.

Apresentaremos, a seguir, informações sobre a trajetória da Reforma Psiquiátrica Brasileira. É importante que o aluno compreenda que as atuais diretrizes não apareceram de repente, de uma única decisão; trata-se de uma longa e cuidadosa construção que envolve muitos participantes e data dos últimos 40 anos.

Inicialmente, foi criado o Movimento dos Trabalhadores em Saúde Mental, com o objetivo de abrir um espaço de luta, de debate e encaminhamento de propostas de transformação da assistência psiquiátrica; o movimento denunciava a política privatizante, propunha alternativas extra-hospitalares e defendia a humanização do hospital psiquiátrico. Esses trabalhadores questionavam a ideia de desrazão do louco, de defeito, de periculosidade, de doença, e propunham, ao contrário, compreender o sofrimento da pessoa, dando início à luta pelos direitos humanos: dignidade, cidadania.

Uma série de eventos importantes aconteceu na década de 1980 – no contexto de restauração da democracia no país –, destacando-se a 8ª Conferência Nacional de Saúde, em 1986, que realizou um movimento significativo em direção à concepção de saúde coletiva. Essa conferência constituiu um marco no sentido da universalização da saúde no Brasil. Ressalte-se que houve intensa participação da sociedade civil, o que contou muito para a aceitação das propostas apresentadas.

Logo a seguir, em 1987, a 1ª Conferência Nacional de Saúde Mental veio marcar o início da desinstitucionalização, ou seja, da desconstrução do modelo da assistência hospitalar. No mesmo ano, o II Congresso Nacional dos Trabalhadores em Saúde Mental consagrou o lema: "Por uma sociedade sem manicômios".

Em 1988, a Constituição Federal do Brasil definiu os princípios do Sistema Único de Saúde (SUS): sistema igualitário, descentralizado,

AS NOVAS DIRETRIZES: REFORMA PSIQUIÁTRICA BRASILEIRA1

universal, regionalizado, hierarquizado, com integralidade das ações e participação social, conceitos originários da Organização Mundial da Saúde (OMS). Essa Constituição, portanto, deu ao Estado brasileiro a responsabilidade de garantir o acesso universal, integral e gratuito à saúde – universalidade e gratuidade significando todos os cidadãos terem acesso aos serviços de saúde (serviços para cujo financiamento a população contribui, por meio de impostos e taxas), e integralidade significando com cobertura total das ações de saúde, seja qual for a natureza ou o nível de complexidade necessário, tanto preventivo (o que inclui capacitar a comunidade para melhorar suas condições de saúde) quanto curativo.

Voltada para a atenção psicossocial, surgiu, como alternativa à internação em hospital psiquiátrico, a proposta de atendimento em Centros de Atenção Psicossocial (CAPS), espaços de criatividade, de construção de vida, de novos saberes e novas práticas, que em vez de excluir (com internação), medicalizar e disciplinar, vêm acolher, cuidar e estabelecer pontes com a sociedade. O primeiro deles, o CAPS Professor Luís Cerqueira, criado em 1987 na cidade de São Paulo, foi um modelo e exerceu forte influência na criação de outros CAPS e na transformação de outros serviços.

Em 1989, um evento marcou a história da Reforma Psiquiátrica Brasileira: a prefeitura de Santos (SP) desmontou o modelo manicomial; realizou uma intervenção na Clínica Anchieta, onde eram frequentes os casos de violência e morte de pacientes internados. No lugar do manicômio, foi implantada uma rede substitutiva de serviços que incluía os Núcleos de Atenção Psicossocial (NAPS, que correspondem ao atual CAPS III), cooperativas de trabalho e projetos culturais (como a Rádio Tamtam).

Ainda em 1989, o deputado Paulo Delgado apresentou um projeto de lei que propunha a extinção progressiva dos manicômios – sendo estes substituídos por recursos assistenciais extra-hospitalares – e regulamentava a internação compulsória. Esse projeto desencadeou debates e experiências inovadoras, assim como a criação de associações de usuários dos serviços e familiares. A criação dessas associações constituiu um marco: a partir de

> **É importante a participação do usuário e de seus familiares na definição das políticas de saúde mental.**

então, a sociedade passou a participar das discussões sobre as novas práticas de cuidados, conforme preconizado pelo SUS.

Em Caracas, na Venezuela, em 1990, outro evento tornou-se referência para as diretrizes na área: a Conferência sobre a Reestruturação da Atenção Psiquiátrica, que apontou a responsabilidade dos diversos países em reorganizar os serviços de atendimento, bem como em estabelecer uma legislação que garantisse a dignidade pessoal e os direitos humanos e civis das pessoas que apresentam transtorno mental.

Com muito maior representação – não só do governo, dos conselhos da área de saúde e dos prestadores de serviços, mas também das associações de usuários e familiares, que tiveram participação efetiva nos trabalhos –, realizou-se, no final de 1992, em Brasília, a 2ª Conferência Nacional de Saúde Mental. Em seu relatório final, afirmava-se que o processo saúde/doença mental deve ser entendido levando-se em conta o modo de vida, a origem e as referências pessoais, respeitando-se as diferenças individuais – pessoas da zona rural, migrantes ou pessoas com intensa religiosidade, por exemplo. Considera-se também fundamental o vínculo entre o conceito de saúde e o exercício da cidadania. O relatório faz ainda uma importante recomendação: que a saúde mental se ocupe da pessoa em sua existência-sofrimento, ou seja, seu sofrimento no decorrer da vida, e não apenas naquelas situações caracterizadas como transtorno e como doença. Esse relatório tornou-se a diretriz para a reestruturação da saúde mental, indicando a municipalização da assistência, a legislação, o modelo de atenção, o conjunto de dispositivos, o conceito de território, entre outros.

Em 1993, foi realizado, em Santos, o II Encontro Nacional de Entidades de Usuários e Familiares da Luta Antimanicomial, que consagrou os termos "usuário" para os pacientes e "técnico" para todos os profissionais da equipe. Em 1996, no Rio de Janeiro, o I Congresso de Saúde Mental do Rio de Janeiro reuniu técnicos e usuários, destacando a nova identidade do campo da saúde mental, a atenção psicossocial, em que a atenção – que vinha substituir a clínica, voltada para a remissão do sintoma – vinculava-se a uma ideia de cuidado a um sujeito singular. A expressão "atenção psicossocial" revela que esse cuidado não pode desvincular a dimensão psíquica, comprometida com subjetividade e criatividade, da dimensão social, com uma concepção mais abrangente de família e trabalho, incluindo agora o lazer. O congresso destacava ainda a importância da diversidade de vozes, não só dos profissionais trabalhando em equipe, mas também dos usuários e familiares.

> Hoje, o conceito de saúde mental está fundamentalmente vinculado ao exercício da cidadania.

Em 6 de abril de 2001 foi finalmente sancionada a Lei nº 10.216/2001 (apresentada na íntegra na seção "Anexos" deste livro), que dispõe sobre a proteção e os direitos das pessoas com transtornos mentais – sem nenhuma forma de discriminação quanto a raça, cor, sexo, orientação sexual, religião –, redireciona o modelo assistencial em saúde mental e define os tipos de internação psiquiátrica: voluntária, involuntária e compulsória. Essa lei decorreu do projeto do deputado Paulo Delgado, de 1989, tendo sofrido muitas alterações nesses treze anos entre as duas versões. A demora em aprová-la mostra a intensa pressão dos setores interessados em que isso não acontecesse.

A lei garante que é direito da pessoa com transtorno mental ser tratada, preferencialmente, em serviços comunitários de saúde mental; que o tratamento visará à reinserção social em seu meio; e que a internação só será indicada quando os recursos extra-hospitalares não forem suficientes para o tratamento de determinada pessoa.

A mudança do modelo assistencial, reduzindo os leitos hospitalares e substituindo-os por alternativas de atenção comunitária, foi definida a seguir, na Portaria nº 52/2004 (BRASIL, 2004). De acordo com a política de saúde mental do SUS, a redução dos leitos foi prevista inicialmente nos hospitais de grande porte, levando em conta a avaliação da qualidade do atendimento prestado. A avaliação foi realizada por meio do Programa Nacional de Avaliação do Serviço Hospitalar (PNASH): o hospital que não atingisse a pontuação mínima exigida teria um período para atender às exigências; caso não o fizesse, seria fechado.

Ressalte-se, no entanto, que a reforma não trata de desospitalização, mas de desinstitucionalização; não se refere somente à não internação ou ao fechamento dos hospitais psiquiátricos, mas sobretudo a uma mudança de foco, uma nova maneira de ver a pessoa com transtorno mental, não mais colocando a ênfase na doença, e sim na pessoa que sofre, que precisa ser auxiliada em sua existência-sofrimento.

Da psiquiatria, partiu-se para a saúde mental e para a atenção psicossocial. Em vez de pensar em cura, passou-se a pensar em produção de vida, em convivência, com a minimização e estabilização dos sintomas, ainda que graves (mantendo o tratamento no programa Saúde da Família, no posto de saúde, no CAPS ou em outro dispositivo, bem como o uso de medicação), de forma a poder viver na comunidade. A reforma psiquiátrica é, portanto, um movimento de cunho político. Promove os direitos da cidadania e a mudança nas relações de poder. Já não basta o saber técnico-científico; o aspecto político é necessário e a implicação afetiva também: é preciso relacionar-se de outra maneira, chegando mais perto daquele que não é mais "paciente", porém sujeito. E também sensibilizando a sociedade para a questão da loucura. "Autonomia" é uma palavra-chave nesse contexto, não no sentido de autossuficiência ou independência, mas de favorecer a capacidade do indivíduo de gerar normas para sua vida.

Na atenção psicossocial, compreende-se que a ajuda a ser oferecida à pessoa que procura atendimento é abrangente, referindo-se a tudo o que lhe permita viver melhor: alívio dos sintomas, suporte social, orientação à família, alternativas de trabalho, de moradia, de lazer, de referência institucional, ou seja, ampliando as fronteiras da saúde.

Assim, foi previsto investimento na rede extra-hospitalar: CAPS e residências terapêuticas, integração na atenção básica, com o apoio de

AS NOVAS DIRETRIZES: REFORMA PSIQUIÁTRICA BRASILEIRA1

profissionais de saúde mental ao programa Saúde da Família, ampliando o acesso da população aos serviços de saúde mental em todo o país.

A Portaria nº 336/2002, do Ministério da Saúde (ver seção "Anexos" deste livro) define as seguintes modalidades de CAPS: CAPS I, CAPS II e CAPS III, por ordem crescente de porte/complexidade e abrangência populacional. Os três cumprem a função de responsabilizarem-se pela organização da demanda e da rede de cuidados em saúde mental no âmbito do seu território. Assim, o CAPS está situado o mais próximo possível da residência do usuário, de seu lugar de relações. A questão da acessibilidade é importante: que não seja longe, que tenha condução, que seja fácil de chegar.

O CAPS I destina-se ao atendimento em municípios com população entre 20 mil e 70 mil habitantes. Funciona em dois turnos, nos cinco dias úteis da semana. O CAPS II, para atendimento em municípios com população entre 70 mil e 200 mil habitantes, pode comportar um terceiro turno, até as 21 horas. O CAPS III, por sua vez, é previsto para atendimento em municípios com população acima de 200 mil habitantes, mantendo atenção contínua, durante 24 horas diariamente, inclusive em feriados e em fins de semana. A portaria previu ainda o CAPSi, para atendimento a crianças e adolescentes gravemente comprometidos psiquicamente. Inclui também o CAPS AD (AD significa álcool e outras drogas), para atendimento a usuários com transtornos decorrentes de uso e dependência de substâncias psicoativas. Esse tipo de CAPS deve dispor de dois a quatro leitos para desintoxicação e repouso, pois inclui esse tipo de atendimento. Atualmente estão sendo criados também CAPS AD III, para acolhimento aos usuários que necessitam de mais cuidados.

Os CAPS deverão estar capacitados para o acompanhamento dos usuários de forma intensiva, oferecendo cuidado singular quanto à frequência e ao tipo de atividade, contando com o máximo possível de suporte social. Eles centralizam a organização da rede comunitária de cuidados no seu território, desenvolvendo programas terapêuticos e acompanhando também as pessoas que vivem nas residências terapêuticas. A frequência do usuário no serviço é proporcional à sua necessidade de cuidado: pode ser duas ou três vezes por semana, entre segunda e sexta-feira, mas, se for necessário, poderá frequentar um CAPS III, permanecendo, por alguns dias, nas 24 horas, incluindo sábado e domingo.

O Centro de Atenção Psicossocial é um espaço de criatividade, de construção de vida, que, em vez de medicalizar e disciplinar, acolhe, cuida e estabelece pontes com a sociedade. A portaria define as atividades a serem desenvolvidas pela equipe: atendimento individual (medicamentoso, psicoterápico, de orientação, entre outros), em grupo (psicoterapia, grupo operativo, atividades de suporte social, entre outros), em oficinas terapêuticas, à família, visitas e atendimentos domiciliares e atividades comunitárias enfocando a integração social do usuário na família e na comunidade. No CAPS, algumas atividades são específicas de determinados profissionais, porém a maioria – aquelas, realizadas individualmente ou em grupo, que implicam escuta, acolhimento, estímulo para a vida, para a autonomia, para a cidadania – cabe a todos. E o que importa é que sejam desenvolvidas de forma interdisciplinar e criativa, individualizando o cuidado ao usuário, pois se forem burocraticamente executadas, os objetivos do CAPS não estarão sendo atendidos.

A possibilidade de o trabalho do CAPS auxiliar o usuário decorre em grande parte de características da equipe, como flexibilidade, criatividade e compartilhamento de saberes. Não se trata somente de vários profissionais trabalhando em conjunto com a mesma pessoa, escrevendo no mesmo prontuário; é preciso que esses vários saberes estejam integrados na construção de um projeto terapêutico singular (PTS), que tem o objetivo de reinserir socialmente o usuário. Essa é uma prática diferenciada, que requer estreita colaboração entre os vários profissionais (incluindo, obviamente, a enfermagem) no trabalho em equipe.

Nos CAPS, o papel da enfermagem muda substancialmente. No que se refere aos cuidados gerais de manutenção à vida – alimentação, repouso, higiene –, os usuários costumam ser independentes, e o conjunto dos profissionais observa esses aspectos; se, por exemplo, algum deles recusa a alimentação, a presença de uma pessoa que ele aceite – seja qual for o membro da equipe – pode ajudar. Atendimentos individuais ou em grupo ou visitas domiciliares são atividades que o enfermeiro e o técnico de enfermagem

AS NOVAS DIRETRIZES: REFORMA PSIQUIÁTRICA BRASILEIRA[1]

conhecem. Aqui, no entanto, trata-se de executá-las sob um novo paradigma e em conjunto com os demais profissionais, respeitando as diferenças e, ao mesmo tempo, mantendo as especificidades onde forem necessárias. Algumas atividades são específicas da enfermagem – a verificação de sinais vitais, o cuidado com eventuais ferimentos, a administração da medicação são cuidados que a enfermagem vai proporcionar, levando em conta as características de cada usuário (detalhadas no capítulo "O cuidado e a enfermagem na equipe de saúde"), mas a maior parte delas (a escuta, o acolhimento, entrar em sintonia, estimular para a vida, para a autonomia, para a cidadania, inclusive com a comunidade) diz respeito a todos. Isso implica um trabalho conjunto a ser construído por cada equipe. Ou seja, a mudança do hospital para o CAPS derruba o modelo antigo; aqui trata-se de construir espaços de convivência, nos quais todos participam; é uma proposta de produzir modificações na experiência dos usuários que, por sua vez, implica a modificação do trabalho da equipe, consequentemente da enfermagem. É uma prática mais rica, ampla e participativa.

As funcionárias da cozinha, da limpeza, os vigilantes, todos os que participam do CAPS precisam entender o trabalho, estar integrados nesse espaço de convivência. Muitas vezes, os vigilantes ou seguranças têm papel importante, não só pelo que representam, mas pela maior disponibilidade (enquanto todos os profissionais se movimentam, ocupados, eles habitualmente estão posicionados perto da entrada, "disponíveis"), e, portanto, devem ser incluídos em algumas discussões da equipe.

Como disse Domingos Sávio Alves em uma palestra, "o paciente não é bactéria, que precisa ser isolada para se conhecer e então intervir"; nesse novo modo de agir e pensar a loucura, a terapia não é mais concebida como isolamento do sujeito para suprimir os sintomas, mas como "produção de vida", de sentido, de sociabilidade. O trabalho terapêutico objetiva enriquecer a existência das pessoas – dos usuários e familiares – de forma concreta, com mais experiências, recursos e possibilidades.

O CAPS se insere em um bairro que tem referências sociais e culturais próprias, um território. Assim, território não é somente um espaço com limites geográficos, mas um lugar no qual os sujeitos se relacionam, com recursos afetivos (familiares, vizinhos, amigos), sociais (trabalho, escola dos filhos, padaria onde se toma um cafezinho, cinema, praça), sanitários (serviços de saúde), culturais (escola de samba, biblioteca, professora que ensina a fazer bolos ou bolsas de crochê, por exemplo), religiosos (igreja, centro espírita), econômicos (bancos, previdência), entre outros, dentro de um conjunto de referências socioculturais e econômicas. É com base nessa concepção de território que se organiza a ideia de *rede de atenção*, reunindo todos os recursos para o cuidado e a reabilitação psicossocial da pessoa que precisa de ajuda. Para as pessoas que ficaram muito tempo internadas, os laços com essa rede vão precisar ser gradualmente reconstruídos.

A Portaria nº 3.088/2011 (texto integral na seção "Anexos" deste livro) instituiu a Rede de Atenção Psicossocial (RAPS) para pessoas com sofrimento ou transtorno mental, incluindo também aquelas com necessidades decorrentes do uso de *crack*, álcool e outras drogas, no âmbito do SUS. Esta rede congrega a atenção básica, a atenção psicossocial especializada, a atenção de urgência e emergência, a atenção residencial de caráter transitório, a atenção hospitalar, as estratégias de desinstitucionalização e a reabilitação psicossocial. Na rede, as ações dos diversos serviços se articulam, nos vários níveis de complexidade.

Algumas diretrizes estabelecidas para o funcionamento da RAPS são: respeito aos direitos humanos, garantindo a autonomia e a liberdade das pessoas; promoção da equidade; combate a estigmas e preconceitos; garantia do acesso e da qualidade dos serviços, ofertando cuidado integral e assistência multiprofissional, sob a lógica interdisciplinar; atenção humanizada e centrada nas necessidades das pessoas; diversificação das estratégias de cuidado; desenvolvimento de atividades no território, que favoreçam a inclusão social com vistas à promoção de autonomia e ao exercício da cidadania; ênfase em serviços de base territorial e comunitária, com participação dos usuários e de seus familiares.

As recomendações das novas diretrizes apontam que, em casos de emergência, seja acionado o Serviço de Atendimento Móvel de Urgência (Samu)

AS NOVAS DIRETRIZES: REFORMA PSIQUIÁTRICA BRASILEIRA1

e que os clientes sejam atendidos em prontos-socorros gerais, que dispõem de recursos melhores para uma avaliação clínica e um diagnóstico diferencial, permitindo a detecção de eventuais distúrbios orgânicos. Alguns problemas psiquiátricos podem estar por trás de queixas somáticas, por exemplo, nas crises de ansiedade. Esses serviços de emergência são especialmente importantes nos casos de comorbidade clínica, sobretudo com pessoas que usam drogas e estejam em situação de abstinência ou intoxicação severa.

Muitas pessoas chegam à emergência trazidas pelo Samu e, independentemente de território ou de outra questão, devem ser atendidas. Isso requer provisão de medicação adequada, preparo da equipe para esse atendimento e reflexão sobre o preconceito que se costuma verificar nessa área. Observa-se que, de modo equivocado, muitas vezes a pessoa é tratada, na emergência, como se dependesse somente da vontade dela suprimir a situação de violência ou o uso da droga, sendo seu sofrimento desvalorizado e considerado menor. Como os momentos de crise são os de maior fragilidade, é importante ter um membro da equipe com o usuário, recebendo-o de modo respeitoso e atencioso, ouvindo-o sobre o que aconteceu, sobretudo se os acompanhantes (familiares, policiais, bombeiros) estiverem sendo bruscos, impondo a versão deles.

Em algumas situações agudas, especialmente aquelas que apresentam risco para a pessoa ou para terceiros, será indicada a internação. Essa decisão deve ser criteriosa, pois, muitas vezes, há a tendência de considerar necessária a internação de pessoas que se apresentam ansiosas ou deprimidas em virtude de problemas sociais, econômicos ou outros. Essas pessoas, sem dúvida, precisam de ajuda, porém, a solução não é a internação psiquiátrica. A atenção hospitalar, de acordo com a diretriz da RAPS, deverá ser realizada em enfermaria de saúde mental de hospital geral. O hospital psiquiátrico continua oferecendo o cuidado das pessoas com transtorno mental somente enquanto o processo de implantação e expansão da Rede de Atenção Psicossocial ainda se apresenta insuficiente.

A internação em enfermaria especializada do hospital geral também facilita o tratamento de outros problemas de saúde que possam estar presentes, ao mesmo tempo que evita que a pessoa seja discriminada, estigmatizada pela sociedade e afastada dela. Ainda são poucos os hospitais gerais que contam com esse tipo de unidade, mas esse número tende a aumentar, o que exige, sem dúvida, grande participação, flexível e solidária, da equipe psiquiátrica na sua organização.

As internações podem ser voluntárias ou involuntárias. Sempre que possível, a internação será voluntária, e a pessoa assinará o termo de "consentimento livre e esclarecido; porém, em caso de gravidade e se ela recusar submeter-se à indicação, seja por rebaixamento ou estreitamento da consciência, seja por não entender/concordar, o psiquiatra indicará a internação involuntária. Havendo necessidade de internação, é frequente a involuntária, pois, em geral, os casos que exigem internação se referem a pessoas que apresentam transtornos delirantes e alucinatórios. A Lei nº 10.216/2001 prevê a internação involuntária, com o acordo da família ou responsável legal pelo usuário, devendo então a instituição comunicá-la ao Ministério Público Estadual (MPE) no prazo de até 72 horas. Da mesma forma, deverá ser feita a notificação ao mesmo órgão por ocasião da alta hospitalar.

Na saúde mental, a relação não é de tutela, como os profissionais habitualmente exerciam em relação aos pacientes; ela prioriza as internações voluntárias, sempre que possível, e rejeita os meios de contenção. Visa reconstruir o direito e a capacidade da palavra do usuário, restabelecer a relação do indivíduo com seu próprio corpo, valorizando a dimensão afetiva e a participação, de modo que os usuários sejam tratados como "sujeitos", e não como objetos.

Nas últimas décadas, verificou-se em vários países grande tendência à diminuição da população internada nos hospitais psiquiátricos. No Brasil, as instituições com mentalidade manicomial, ao longo dos últimos anos, foram sendo fechadas. E as pressões para que a internação seja a forma preferencial de tratamento têm diminuído, assim como os setores da sociedade desinformados, que não compreendem as razões dessa transformação.

No entanto, é muito importante que os serviços substitutivos tragam novas atividades, pois se o abandono hospitalar for trocado pelo abandono extra-hospitalar (oferecendo-se, por exemplo, atendimento ambulatorial espaçado e rápido, somente para renovar a medicação), teremos simplesmente uma desospitalização, o que não atende à proposta.

A proposta de desinstitucionalização criada pelo Ministério da Saúde, por meio da Portaria nº 2.840/2014 (BRASIL, 2014), busca a superação das condições de dependência, por parte de usuários e familiares, da instituição (hospitalar ou extra-hospitalar). Isso implica apoiar as famílias, oferecer alternativas para a solidão das pessoas, para a habitação, procurar inseri-las no mundo produtivo, entre outras iniciativas.

Reabilitação psicossocial

Reabilitação psicossocial é um conceito particularmente importante no movimento de luta por uma vida mais digna das pessoas que apresentam transtornos mentais. É o conjunto de meios, de atividades que se desenvolvem visando melhorar a qualidade de vida dos que apresentam problemas sérios e persistentes no campo da saúde mental. Dito de outra forma, é o processo que procura ajudar o sujeito com limitações a restaurar sua autonomia, no melhor nível possível, para fazer face às suas funções na comunidade.

Essa ideia surgiu, como mostra Saraceno (1999), da constatação de que, provavelmente, as ações terapêuticas psiquiátricas não têm influenciado decisivamente a redução dos transtornos mentais. As teorias e os modelos psiquiátricos são ricos, porém seus resultados são modestos. E os transtornos psiquiátricos se mantêm presentes, tanto nos países pobres, com baixa tecnologia, como nos ricos, com todos os recursos farmacológicos e psicoterápicos. Todos os estudos sobre a esquizofrenia não nos permitiram, até hoje, oferecer uma ajuda significativa aos que receberam esse diagnóstico.

Com a reabilitação, a ideia de cura e de terapêutica se modifica. A onipotência da cura cede lugar a um cuidado que possa tornar a vida das pessoas menos incapacitante e mais digna. Desistiu-se de transformar "incapazes" em capazes. Desistiu-se de suprimir, abafar a loucura. Trata-se agora de alimentar a vida. O trabalho terapêutico objetiva enriquecer a existência das pessoas de forma concreta, com mais experiências, recursos e possibilidades.

A reabilitação busca transformar a relação da sociedade com a loucura, pois, ao mesmo tempo que propõe medidas que visam ao aumento da habilidade dos usuários, prevê também o desenvolvimento de suportes ambientais, com ações múltiplas. Uma ação importante no Brasil, nesse sentido, é a criação de

> **A criação de formas alternativas de tratamento em saúde mental exige mudança de mentalidade. A sociedade precisa se conscientizar do problema e aceitar as diferenças.**

Serviços Residenciais Terapêuticos (ver, na seção "Anexos" deste livro, o texto da Portaria nº 106/MS, de 11 de fevereiro de 2000, na qual o Ministério da Saúde cria os Serviços Residenciais Terapêuticos em Saúde Mental, no âmbito do SUS). São moradias inseridas na comunidade, onde passam a residir e a ser cuidadas as pessoas com transtornos mentais egressas de internações psiquiátricas de longa permanência, que não possuam suporte social e laços familiares, visando à sua inserção social (cada transferência de hospital psiquiátrico para residência terapêutica deve corresponder ao fechamento de uma vaga de internação naquele hospital). As residências são vinculadas a um CAPS ou, na falta desse, a um Serviço de Saúde Mental.

Morar na residência visa garantir a humanização e a qualidade na saúde mental, permite a autonomia possível – um equilíbrio entre autonomia e proteção – e o convívio com a cidade: praça, padaria, cinema, banco, etc. A equipe do hospital vibra quando surge uma vaga em residência para um usuário internado há muito tempo. Mas sabe que há um longo e delicado trabalho a ser realizado. É fundamental ouvir o usuário; o que significa a saída para ele? Às vezes ele viveu mais tempo dentro do hospital do que fora e ali se sente protegido. Ele tem lembranças da vida antes da internação? Tem receio da vida lá fora? Quais são suas expectativas (ele tem expectativas?), como imagina a nova vida? Não cabe somente ficarmos animados, parabenizando o usuário que vai ter alta, vai viver lá fora. É preciso entender que para alguns é um momento difícil, que precisa ser muito trabalhado; ele precisa ir se acostumando à ideia, conhecer a casa, os outros moradores, os cuidadores, ir fazendo laços, etc. Às vezes, estar pronto para a mudança demanda um tempo. É preciso se ligar ao mundo novamente. A equipe vai acompanhando esse caminhar, mas não faz por ela; a autonomia vai se fazendo aos poucos e esse processo depende muito da maneira como a pessoa é inserida, é solicitada, é acompanhada.

Os acompanhantes, nessas residências, não são, necessariamente, profissionais de enfermagem; são profissionais de nível médio com capacitação em reabilitação psicossocial, sob a responsabilidade técnica de um profissional de nível superior da área de saúde do CAPS. A residência não é somente um lugar para morar, mas também para conviver, estabelecer vínculos, resolver conflitos. Os usuários, na medida do possível escolhidos por afinidade, dividem uma casa, alugada com os recursos públicos, e são estimulados a participar de atividades sociais, buscando-se também, quando possível, sua inserção no mercado profissional. O funcionamento dessas residências – que podem ter pessoas do mesmo sexo ou serem mistas – tem permitido uma reaproximação com a vida, ampliando o convívio, o aprendizado e a rede social. Os moradores escolhem seus objetos, sua roupa de cama, enfim, organizam um espaço seu; se não sabem, vão aprendendo a varrer, lavar a roupa, enfim, os afazeres de uma casa; alguns gostam de cozinhar, e/ou de sair para passear, ir à igreja, alguns iniciam namoro. Já foram implantadas inúmeras residências desse tipo no país (mas ainda faltam).

Outra importante iniciativa do Ministério da Saúde no sentido da reabilitação, oficializada na Lei nº 10.708/2003 (ler a íntegra da lei na seção "Anexos" deste livro), foi o programa De Volta para Casa, que institui o auxílio-reabilitação psicossocial para usuários egressos de hospitais que ficaram longos períodos internados (no mínimo, dois anos ininterruptos). Foi extremamente positivo, pois a prática anterior, do internamento sem perspectiva de alta, criou um contingente de pessoas cuja reinserção na sociedade seria muito difícil. Muitas delas, debilitadas por causa da longa internação e de seus efeitos deletérios, ao retornar necessitavam de acompanhamento, de alguém que cuidasse delas. Isso muitas vezes criava dificuldade financeira para a família, pois seria necessário que um dos membros da família deixasse de trabalhar, ou então seria preciso contratar um cuidador. Portanto, era preciso auxiliar essas famílias, inclusive financeiramente, para que o paciente, ao retornar, não significasse um fardo.

Esse auxílio, esse benefício que visa à ressocialização desses usuários, consiste no pagamento mensal de uma soma que é entregue diretamente à pessoa, durante um ano (salvo se ela não tiver condições de recebê-lo; nesse caso, seu representante legal o recebe). Se, ao final de um ano, ela não apresentar condições favoráveis à reintegração à sociedade, o auxílio é renovado após avaliação psiquiátrica. Além de pacientes egressos de internações longas, este programa inclui pessoas inseridas em moradias, em serviços residenciais terapêuticos e pessoas egressas de Hospital de Custódia e Tratamento Psiquiátrico (também após período mínimo de 2 anos de internação).

O usuário dos serviços de saúde mental, frequentemente, tem dificuldade em relação à inserção no mundo do trabalho, o que pode representar problema não só para ele, como para sua família. Assim, um aspecto importante da reabilitação psicossocial é investir na possibilidade de proporcionar-lhe oportunidades concretas de inserção no trabalho, realizando atividades produtivas (que sejam adequadas às suas possibilidades) com geração de renda e ao mesmo tempo de reconstrução da identidade, de projetos de vida, de acesso à cidadania. Nesse sentido, são importantes as iniciativas de geração de trabalho e renda, empreendimentos solidários e cooperativas sociais. A Portaria nº 3.088/2011 determina que essas iniciativas articulem as redes de saúde e de economia solidária com os recursos disponíveis no território para garantir a melhoria das condições concretas de vida, ampliação da autonomia, contratualidade e inclusão social de usuários da rede e seus familiares. Geração de trabalho e renda é uma relação de trabalho e vai ser estimulada a autonomia do usuário; ele é produtor de algo (agenda, caderneta, camiseta, pano de prato, biscoito, docinho ou picolé, etc.) e vai colocar seu produto no mercado.

A Lei Estadual do Rio de Janeiro nº 4.323/2004 (BRASIL, 2004) já tratava da política para integração, reabilitação e inserção da pessoa com transtorno mental no mercado de trabalho, ou sua incorporação ao sistema produtivo.

AS NOVAS DIRETRIZES: REFORMA PSIQUIÁTRICA BRASILEIRA1

A Convenção da Organização das Nações Unidas (ONU) de 2008 reconhece direitos iguais de todos os seres humanos, sem discriminação em relação às pessoas com deficiências. Deficiências (que não é o melhor termo) no sentido de terem "algum tipo de impedimento físico, intelectual ou sensorial". E o Brasil incluiu os "impedimentos mentais" (ainda que a palavra impedimentos também não seja clara...), considerando que nossa Constituição estabelece como um dos objetivos fundamentais da República "promover o bem de todos, sem preconceitos de origem, raça, sexo, cor, idade e quaisquer outras formas de discriminação".

Assim, supermercados e grandes lojas de departamentos passaram a ter cotas de contratação de pessoas com transtornos mentais. No entanto, ainda persiste a necessidade de reconhecimento da potencialidade dessas pessoas. Mas, caso haja discriminação, o Ministério Público (MP) deve ser acionado. Elas não podem ser excluídas; elas pertencem à sociedade, podem auxiliar na manutenção da família, é importante sua inclusão no mundo do trabalho. Obviamente, é importante que deem continuidade aos seus tratamentos.

Outro aspecto importante da reabilitação – para que o usuário, seus familiares e a sociedade não vejam nele apenas a "doença", a "impossibilidade" e visando à sua reinserção social – é a construção de formas de tratamento que incluam a cultura. Assim, em 2005, o Ministério da Saúde recomendou a implementação de Centros de Convivência e Cultura nas redes de atenção à saúde mental das cidades com população superior a 200 mil habitantes. É um dispositivo voltado para a inclusão social das pessoas com transtornos mentais severos e persistentes, tendo sido articulada sua inclusão no programa de Pontos de Cultura do Ministério da Cultura, espaços culturais que visam impulsionar e articular ações de cultura.

Os Centros de Convivência e Cultura promovem a cidadania, a socialização, a diversão de pessoas com sofrimento mental e dependentes químicos. Não é lugar só de passatempo, mas de inclusão, de construção de laços, de convívio, expandindo a experiência em torno da arte, reunindo uma diversidade de pessoas, usuárias da área da saúde mental ou não. No preparo do Carnaval, por exemplo, a movimentação é grande, entusiasmada, desde a escolha do samba, a confecção das fantasias, até o dia do desfile. E depois tem as lembranças, os comentários, as fotos.

O convívio solidário, estimulando a sociabilidade e a intervenção na cultura, pode ofertar horários e atividades lúdicas específicas para crianças e adolescentes, fora do horário escolar. É interessante também que proponha atividades para adolescentes em conflito com a lei.

Geração de Trabalho, Renda e Cultura foi outra iniciativa importante; trata-se de uma rede na qual usuários e familiares se organizam, nos princípios da economia solidária, criando espaços de trocas sociais, numa rede afetiva. Já há muitos projetos desse tipo.

O projeto *Éfeito de Papel*, por exemplo, criado no Rio de Janeiro e desenvolvido pelo Instituto Franco Basaglia de 2009 a 2015, propiciou a oportunidade de realização de oficinas, oferecidas pelos CAPS, nas quais os usuários participavam confeccionando – individual ou coletivamente – peças em papel machê que eram apresentadas em feiras e mercados de artesanato. Em arte não existe certo ou errado, bonito ou feio, portanto as pessoas são livres para criar, realizar seus trabalhos. Tratando-se, porém, de um projeto de Geração de Renda, eles não podiam perder de vista o foco nas vendas; assim, a produção dos objetos precisava procurar atender ao público comprador.

Às vezes, há atividades de geração de renda incluindo manifestações culturais, como música, artes plásticas e teatro, e algumas parcerias de capacitação de profissionais de saúde no campo da arte.

A Saúde da Família (SF) tem como meta a promoção da saúde, com participação comunitária, e o Programa de Saúde da Família (PSF) tornou-se Estratégia de Saúde da Família (ESF), dada sua importância na estratégia de organização da atenção básica. Com a ESF, a atenção básica passa a ser a porta de entrada do sistema de saúde e as pessoas são atendidas no ambiente onde vivem.

Assim, o trabalho nas Clínicas da Família, contando com as equipes da atenção básica, que fazem o primeiro atendimento, oferecendo acolhimento

AS NOVAS DIRETRIZES: REFORMA PSIQUIÁTRICA BRASILEIRA1

e cuidado, permite conhecer as necessidades da população da comunidade, fazendo encaminhamentos para atendimentos especializados quando necessário. Os agentes comunitários, que são moradores da comunidade e que são, portanto, as pessoas que mais conhecem os moradores e as características dessa comunidade (inclusive, em algumas comunidades dominadas pelo tráfico, os espaços onde se pode ou não entrar), são os mais indicados para fazer o elo entre moradores e a SF. Eles "falam a mesma língua", não usam termos técnicos, conhecem os moradores, as situações descritas, as angústias vividas, o que facilita a aproximação com essas pessoas.

A criação do agente comunitário é uma importante iniciativa brasileira; para maiores informações, ver as cartilhas *O trabalho do agente comunitário de saúde* (BRASIL, 2009) e *O cuidado ajuda a reatar laços* (FELISBERTO; CIANCIO, 2013), sobre saúde mental e violência.

O Núcleo de Apoio à Saúde da Família (Nasf), a partir de 2012, foi articulado à Política Nacional de Saúde Mental, com a atribuição de construção de ações de saúde mental na atenção básica e no território, de acordo com a proposta do cuidado acontecer dentro da comunidade onde as pessoas moram (paralelamente à redução dos leitos de internação). No Nasf, profissionais de diferentes áreas vão apoiar a equipe da SF, potencializando ações de saúde desenvolvidas pela atenção básica e favorecendo a inclusão de usuários com demanda em saúde mental. Oferecem apoio especializado – apoio matricial – que inclui discussão de casos e cuidado compartilhado dos usuários que apresentam transtorno mental ou usam álcool e outras drogas.

Uma estratégia mais recente tem sido o matriciamento, estruturado com base na colaboração entre a saúde mental e a atenção primária: equipes multiprofissionais de saúde mental – do CAPS ou não – passam a capacitar as equipes de atenção básica nos programas de saúde mental. São ações de capacitação em serviço, atendimento compartilhado e supervisão às equipes da ação básica, fundamentais porque essas equipes são próximas às famílias, têm acesso privilegiado a elas, além de conhecerem os recursos da comunidade, e assim, em ações conjuntas com a equipe de saúde mental, vão garantir o cuidado aos usuários de saúde mental no próprio território.

O matriciamento dá apoio à equipe da SF, discutindo as estratégias, capacitando essas equipes no atendimento aos usuários de saúde mental no próprio território. Não se trata de um especialista da saúde mental realizando uma ação dentro da unidade de atenção primária, atendendo pessoas que necessitam de cuidados especializados, mas é um suporte que a equipe de saúde mental oferece à equipe da unidade de atenção primária para que esta qualifique, aperfeiçoe suas ações.

Outra circunstância que muitas vezes ocorre com o indivíduo com problema na área da saúde mental é viver na rua (situação que vem aumentando). Voltadas para essa população extremamente vulnerável, que sofre com frio/calor, fome, estigma e vulnerabilidade, foram criadas, também pela Portaria nº 3.088/2011, as equipes dos Consultórios na Rua. A equipe é constituída por profissionais que atuam de forma itinerante, atendendo pessoas em situação de rua em geral, pessoas com transtorno mental e usuários de álcool e outras drogas, tendo atuação importante nas ações de redução de danos com estes últimos. A abordagem de crianças e adolescentes pelos profissionais do Consultório na Rua é estratégica, pois permite a visibilidade e o acolhimento dessa população. Da mesma forma, pessoas que necessitam de cuidados mais intensivos da saúde mental e não aceitam ir ao CAPS podem ser atendidas por esses profissionais, sendo mobilizadas para aos poucos aceitarem a proposta de procurar o CAPS.

Foi uma iniciativa importante, tanto na área da saúde como na de direitos humanos. Essas equipes itinerantes significam ampliação no sentido da integralidade do cuidado à saúde, pois oferecem suporte clínico e apoio também a gestantes, pessoas com patologias pulmonares, diabetes, hipertensão, tratamento de doenças sexualmente transmissíveis (HIV/Aids), de doenças de pele, entre outras situações, em parceria com equipes como Unidades Básicas de Saúde, Centros de Atenção Psicossocial, prontos-socorros e outros. O Consultório na Rua pode utilizar as instalações das Unidades Básicas de Saúde do território, se necessário.

No que se refere a crianças e adolescentes, as primeiras legislações voltadas para essa população – da década de 1920 – segregavam aqueles que

AS NOVAS DIRETRIZES: REFORMA PSIQUIÁTRICA BRASILEIRA1

praticavam atos infracionais. Foi então que surgiu a expressão "menino de rua", em referência a crianças abandonadas que representavam risco e que precisavam ser internadas. Da mesma forma, os que apresentavam transtornos mentais e deficiências, considerados incapazes, deviam ser internados.

Aos poucos, houve nova legislação, e na Constituição Federal de 1988 foi declarado que cabe à família, à sociedade e ao Estado a responsabilidade em relação aos direitos de crianças e adolescentes. A seguir, o Estatuto da Criança e do Adolescente, em 1990 (criança até 12 anos e adolescente de 12 a 18 anos), voltou-se para a proteção e os direitos fundamentais deste grupo. Entendidos como seres em desenvolvimento, eles são dependentes da família, da comunidade, da sociedade e do poder público para suas realizações e devem ser protegidos dos riscos. É importante que se sintam pertencentes a um grupo, com possibilidade de realização de projetos, protegidos de desigualdades, da exposição à violência, da discriminação por pobreza, da falta de acesso à educação e da exposição a várias formas de violência.

Quando necessário, serão acolhidos no CAPSi. É preciso haver escuta de cada criança e adolescente: acolher, cuidar, possibilitar ações emancipatórias, enfrentar estigmas, etc.; toda a atenção é importante, reforçando a inserção social, para evitar a internação.

Atualmente, vemos aumentar o número de crianças e adolescentes que, famintos, sujos, desprotegidos, tentam anestesiar sua dor usando drogas. Eles precisam de cuidados, e o tema será desenvolvido no capítulo "Uso e abuso de substâncias psicoativas ou drogas". De toda maneira, no caso de práticas infracionais, crianças e adolescentes devem permanecer prioritariamente em meio aberto, sendo as medidas restritivas usadas excepcionalmente, preservando os vínculos sociais, a convivência familiar, o respeito à dignidade. É importante resgatar os aspectos de promoção à saúde e a parceria entre profissionais de saúde e do campo de defesa dos direitos humanos, garantindo acesso às ações de educação em saúde. Na atenção básica, crianças e adolescentes, em vez de olhares de compaixão, precisam de serviços de saúde, ambiente de apoio, respeito, acolhida, diálogo, vínculo, ações de educação em saúde, incluindo a prevenção em relação ao uso de álcool e outras drogas.

Assim, a equipe de saúde mental – aí incluída a enfermagem – atua na atenção primária, secundária e terciária. Na atenção primária, seja nos Consultórios na Rua, nos postos de saúde ou nas equipes de atenção básica – PSF, realizando atendimentos ou ações de promoção à saúde. Na atenção secundária, trabalhando nos CAPS, nas residências terapêuticas ou outro, tendo como orientação não repetir o funcionamento do hospital psiquiátrico. No caso de atenção intensiva, atuando nos CAPS III ou nas unidades de saúde mental no hospital geral (com usuários que apresentam quadros psiquiátricos agudos ou com intercorrências clínicas ou cirúrgicas). E na atenção terciária, direcionada para a diminuição gradual dos leitos em hospitais psiquiátricos.

Concluindo, ao longo dessa história, houve muitos desafios e muitos avanços. Até a década de 1970, o pressuposto era a doença mental e a hospitalização. Com a reforma, a questão deixou de ser a doença, o cérebro; trata-se então da existência-sofrimento, de um lidar com a dor que faz parte da recuperação. Recuperação que não significa que a saúde mental foi inteiramente restaurada, mas que a pessoa pode retornar à vida ativa, ainda que com limitações: a vida que seja possível retomar.

O projeto de lei de Paulo Delgado levou treze anos para ser votado, mas foi aprovado, ainda que com muitas alterações, e a partir daí o hospitalocentrismo foi substituído pela rede comunitária. A opressão diminuiu; o número de pacientes internados, isolados no hospital, em leitos que não "rodavam", diminuiu muito; a internação em hospitais privados paga com dinheiro público diminuiu muito ou acabou em muitos municípios; os CAPS, as residências terapêuticas e o PSF estão funcionando; e surgem aos poucos enfermarias de saúde mental nos hospitais gerais. Cabe destacar que muitos desses avanços ocorreram na gestão de Pedro Gabriel Delgado na Coordenação de Saúde Mental do Ministério da Saúde, de 2001 a 2010 e, a seguir, de Roberto Tykanori, de 2011 a 2015.

O Brasil é um dos países – junto com a Itália, a Espanha e outros do norte da Europa e mais recentemente a Argentina – que dispõem de uma legislação avançada na área da saúde mental, reconhecida internacionalmente. Nesses países, a intensa diminuição de pessoas com transtornos mentais internadas tem sido acompanhada do crescimento de seus direitos.

É importante que o usuário da saúde mental esteja presente na sociedade, mas também é necessário que esta esteja aberta para incluí-lo. Temos o compromisso de continuar prestando informações aos vários setores da sociedade para que compreendam as razões dessa transformação. É muito importante continuar estimulando discussões que favoreçam a mudança de mentalidade por meio de novos conceitos, tanto entre os trabalhadores da saúde quanto entre os usuários dos serviços de saúde mental, seus familiares, estudantes e profissionais da saúde e a população em geral; somente dessa maneira será possível diminuir o preconceito em relação às pessoas que apresentam transtorno mental e promover cada vez mais sua reintegração na sociedade.

A Reforma Psiquiátrica Brasileira avançou, reordenando o modelo assistencial, extinguiu cerca de 50 mil leitos em hospitais psiquiátricos, substituídos por dispositivos extra-hospitalares; abriu quase 3 mil serviços de saúde mental comunitários, redirecionando os recursos financeiros dos manicômios. O cuidado passou a não sofrer quebra de continuidade, pois o usuário do CAPS em situações de crise continua no CAPS, utilizando os leitos que existem com essa finalidade. A reforma fez prevalecerem os princípios do SUS da equidade, universalidade e integralidade do cuidado, articulando todos os seus componentes – atenção básica, atenção psicossocial, atenção de urgência e emergência, atenção residencial de caráter transitório, atenção hospitalar, estratégias de desinstitucionalização e estratégias de reabilitação psicossocial –, e qualificou a assistência prestada à população, com sensível ampliação dos direitos sociais.

No momento em que este livro é reeditado, há uma tendência a reverter esse modelo, com o aumento do financiamento para internações no hospital psiquiátrico. Estejamos atentos.

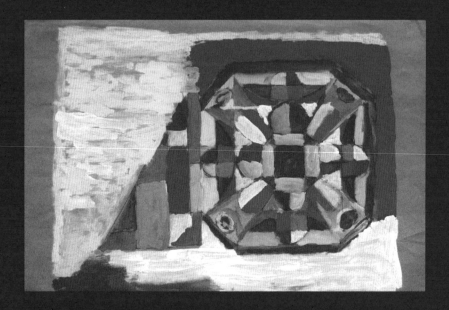

Guache sobre papel – 32,6 × 47,7 cm (4/7/1970)

Octávio Ignácio (1916-1980)

Em 1966, começou a frequentar o ateliê de pintura do Museu de Imagens do Inconsciente. Seus trabalhos eram feitos com muita intensidade, muitas vezes de pé. Dava preferência aos desenhos, que expressavam as mais diversas temáticas – desde animais fantásticos até metamorfoses. Participou de exposições, publicações e documentários que deram visibilidade à sua obra.

O ser humano, a saúde mental e os transtornos mentais e de comportamento

Todas as pessoas precisam, ao longo da vida, de alimento, água, oxigênio, vestuário, amor, segurança, reconhecimento, respeito, comunicação, aprendizado e divertimento, entre outros. Mas cada cultura, cada época, cada sociedade tem seus hábitos, conhecimentos, práticas, valores, artes, costumes, crenças, e, com base nisso, as pessoas vão viver mais em grupo ou mais individualmente; as relações entre homens e mulheres serão mais igualitárias ou não; as famílias terão mais ou menos filhos; a educação das crianças será mais rígida ou mais flexível; será dada muita ênfase ao trabalho e ao estudo, ou serão igualmente valorizados o lazer e as atividades festivas; a religião, por sua vez, será mais praticada ou não.

É desejável que a gravidez resulte da vontade de ter uma criança, que será amada e cuidada. Durante a gravidez, os pais preparam a chegada desse bebê, o berço, o enxoval, alguns já escolhem o nome. E, nos primeiros meses, compreendendo sua fragilidade, empenham-se em cuidar dele, com carinho, deixando em segundo plano seus interesses, apesar do cansaço e das dificuldades que possam ocorrer.

Cada bebê nasce com características herdadas, genéticas, porém, seu desenvolvimento vai depender muito de fatores do ambiente: das condições familiares físicas, emocionais e socioculturais. Esse bebê, durante a amamentação, é ao mesmo tempo alimentado, acariciado e protegido, e a mãe conversa com ele, canta para ele; desse contato, ele vai sentindo confiança, vai compreendendo o que pode esperar desse adulto cuidador.

No início da vida, o bebê não se percebe separado da mãe: ele vive um estado de indiferenciação. É por meio desse contato com outro ser humano que ele vai se constituir. Assim como é importante que a mãe seja carinhosa e atenta no cuidado do bebê, é importante também um terceiro elemento na relação: o pai (ou alguém que assuma esse papel). Essa presença de uma terceira pessoa vai estruturar o mundo psíquico da criança – até então indiferenciado da mãe – e possibilitar a aquisição da linguagem.

> **Considera-se que no primeiro ano de vida a criança adquire o sentido da confiança, essencial para futuros relacionamentos.**

No primeiro ano de vida, a criança está muito aberta à influência exterior; se ela tiver o sentimento de que foi desejada, bem-vinda, se a atmosfera familiar oferecer amor e segurança, ela vai desenvolver confiança em si mesma e em estabelecer novos contatos. Se, no entanto, o ambiente familiar for predominantemente incoerente, superprotetor, frio ou hostil, ela poderá não desenvolver autoconfiança, espontaneidade, segurança e vir a ter dificuldades marcantes na satisfação de suas necessidades e na realização de seus desejos, bem como nas relações com os outros. O uso do termo "predominantemente" evidencia que os pais não são somente incoerentes, superprotetores, frios e hostis, ou tranquilos, compreensivos e calorosos nas 24 horas do dia.

O olhar dos pais é fundamental para a criança, assim como os gestos, que muitas vezes serão de carinho e às vezes serão bruscos, descuidados. Um pouco de sentimentos opostos é algo normal. A mãe ama seu bebê, mas às vezes se irrita porque se cansa, gostaria de ter mais tempo livre para si, para se divertir como antes. Se ela conta com ajuda de outras pessoas, possivelmente ficará menos tensa. Muita precariedade dificulta as relações. Não se trata, porém, de uma questão de classe social ou de recursos financeiros. Fundamentais são os recursos internos de cada pessoa.

E assim vão se dando as interações. Evidentemente, não há pais perfeitos; se há problemas, não se pode considerar inteiramente como "culpa dos pais". Eles também passaram por dificuldades, tiveram pais imperfeitos, enfim, são muitas gerações envolvidas.

Muitas vezes, as situações são especialmente difíceis, provocando desigualdades no desenvolvimento das crianças desde o início: a gravidez foi desejada? Ou o companheiro responsabiliza a mulher por uma gravidez não programada? É fruto de uma relação passageira? A relação foi rompida com a gravidez? Trata-se de uma adolescente sem companheiro fixo cujos pais não aceitam a gravidez? É resultado de uma situação de violência?

Somam-se a isso questões como a qualidade da alimentação da mãe durante a gravidez, a presença consistente do companheiro e da família, a situação financeira, a segurança quanto a poder criar essa criança; ou seja, os fatores físicos e psicossociais – favoráveis ou não – já se fazem presentes desde a gravidez. A seguir, como ocorreu o parto? Era desejado e previsto um parto normal e foi necessária uma cesariana? O parto foi excepcionalmente longo e a mãe ficou exausta? Ao nascer, o bebê decepcionou, por algum motivo, não correspondendo ao bebê desejado? Isso fez a mãe se sentir responsável e desvalorizada? As relações entre os pais mudaram depois do nascimento do bebê? Em que sentido?

Nos primeiros anos de vida, a alimentação e o acompanhamento carinhoso, seguro e coerente da família vão proporcionando o desenvolvimento harmonioso. Quando isso falta, ocorre o contrário. Se, nessa fase, o bebê não for adequadamente atendido, ele pode adquirir não só deficiências nutricionais e doenças, mas também hábitos que poderão dificultar sua interação com outras pessoas; por exemplo, ele pode chorar muito ou regurgitar o alimento por sentir-se desprotegido.

Aos poucos, tendo condições de explorar o mundo ao seu redor e de experimentar suas capacidades, a criança realiza ações, muitas vezes repetindo o que observa nos adultos próximos (por exemplo, a menina conversa com a boneca imitando gestos da mãe); ela aprende muito com o que vive e vê no seu ambiente (e se o que vê e vive é diferente daquilo que ensinam, ela vai ficar confusa). Ela vai passar a coordenar suas ações e a desenvolver sua autonomia.

Entrando na creche, o convívio com outras crianças e com professoras também vai influenciar a maneira como, futuramente, ela se posicionará no mundo. Vai aprender, com a experimentação e a reação dos adultos, o que é permitido, tolerado ou proibido. É importante que esse processo seja realizado com o máximo possível de paciência, carinho e firmeza, em ambiente acolhedor, para que a criança gradualmente passe a aceitar as restrições e a integrar os limites, a lei. Por vezes, "há que endurecer, mas sem perder a ternura, jamais".

Se, para algumas crianças, a entrada na creche ou na escola é difícil, isso se deve em grande parte às suas experiências anteriores. Se ela foi muito exigida, cobrada além de suas possibilidades – cobrada a ser aquilo que ela não é (ou que ainda não pode ser) –, essa criança já chega à creche com a sensação de fracasso, o que pode torná-la agressiva e angustiada. Se as relações familiares são tensas, com brigas, xingamentos; se o pai está desempregado ou bebe; se a casa é pequena (não sendo possível ir para a rua, porque lá há violência, por exemplo); se a mãe não dá conta de cuidar de várias crianças e elas brigam e acabam apanhando... Essa experiência de xingamentos humilhantes e surras deixa marcas. Então, se a criança é agressiva na creche ou na escola, colocar limites é importante, mas estimulando-a a mostrar seu sofrimento, dizer o que está sentindo; se ela não pode fazê-lo por palavras, pode ser estimulada de acordo com suas possibilidades, por meio de jogos, dramatização, brincadeiras – este tema é muito bem desenvolvido por Milman (2009).

É importante ter coerência no trato com a criança. Se ela fizer algo proibido – por exemplo, subir numa janela e se pendurar, balançando – e receber uma reprimenda junto com a orientação sobre o perigo de cair e se machucar, vai entender que não deve fazer aquilo, assim como vai entender a reprimenda, pois aquilo passa a fazer sentido para ela. Mas se, ao contrário, receber um castigo por algo que já fez outras vezes sem que houvesse reação dos adultos ou por algo que ela não entende por que é proibido, ela ficará confusa. Se isso se repetir, o "certo" e o "errado" não ficarão claros para ela. No entanto, se na casa dos avós ou de vizinhos, por exemplo, ou na creche, ela tiver uma boa relação com os adultos e essa experiência for mais bem trabalhada, ela passa a entender o que é certo e o que é errado e a razão disso, e assim se sentirá mais confiante.

Apesar de casos mais evidentes em situações de maior precariedade, é preciso sempre ter claro que não se trata de uma questão de classe social; esses problemas acontecem "nas melhores famílias".

Outras crianças, excessivamente "cuidadas", que são levadas a seguir um modelo, sem espaço para serem elas mesmas, acreditam que devem atender às exigências dos pais, são muito obedientes e perdem a espontaneidade; não sabem o que fazer se não forem orientadas, se não tiverem um modelo a seguir. Novamente, a creche ou a escola é um lugar importante para ajudá--las; neste caso, para se descobrirem e serem mais independentes.

Para que a criança se desenvolva segura, é necessário que suas inúmeras perguntas sejam respondidas de modo adequado à sua compreensão e que sua curiosidade e suas descobertas sejam estimuladas. Ela vai vibrar com as histórias infantis que acabam bem para os príncipes e as princesas e nas quais o lobo, a bruxa má, o dragão são castigados.

À medida que a criança tem um bom acompanhamento e amadurece, vai adotando maneiras de se conduzir na vida, o que constituirá sua personalidade. Se for estimulada a brincar – o aspecto lúdico é muito importante para seu desenvolvimento –, bem como incentivada em suas tentativas de aprender, se for apoiada nos momentos em que encontrar obstáculos e orientada com tolerância por seus erros, desenvolverá muito mais seu potencial. Aos poucos, vai ampliando seu círculo de amizades, vai competindo e aprendendo a compartilhar, no contato com os coleguinhas.

No Brasil, em razão dos problemas socioeconômicos, muitos adultos saem muito cedo de casa para trabalhar, deixando os filhos pequenos a cargo da filha mais velha, que, às vezes, tem 8 ou 9 anos. As dificuldades encontradas por essa criança – precocemente transformada em mãe e em dona de casa – certamente influenciam os aspectos da saúde mental tanto dela quanto dos irmãos. Isso também acontece com meninos que, cedo demais, se tornam o "homem da casa" porque o pai foi embora ou foi morto, por exemplo.

> **O desenvolvimento emocional do ser humano é um processo dinâmico que começa antes do nascimento, porque tem a ver com o contexto familiar em que a criança foi gerada, e dura até a morte.**

Muitos começam a trabalhar muito jovens (às vezes, como vendedores de balas ou como pedintes, outras vezes, no tráfico de drogas). Algumas crianças convivem com violência, drogas, sexo antes de terem maturidade para compreender tudo isso; algumas delas são estupradas. Os bandidos, os traficantes que vivem próximos podem ser vistos como heróis a serem seguidos, mas, como a polícia os persegue, não fica claro para as crianças se eles são bons ou maus, o que é certo e o que é errado.

Repetindo, a escola tem uma importância fundamental (e, para muitos, o ideal seria escola em tempo integral). Muitas vezes, é nela que a criança começa a ser considerada em sua individualidade, aprende a respeitar e a ser respeitada, a confiar (nas outras crianças e no adulto), a ter oportunidade de brincar, divertir-se, compartilhar, aspectos indispensáveis na construção de um adulto razoavelmente equilibrado psiquicamente. Mas, quando a família não é sólida e a escola também é precária, quando a vida é difícil, injusta, a criança chega à adolescência revoltada, "fechada" ou desafiando os adultos. E os caminhos vão ficando mais difíceis. Muitas vezes, é aí que ela se torna antissocial e que começa a ter contato com as drogas.

Tornar-se adolescente é algo que a criança deseja, pois significa ter liberdade, ser "dona de si", porém também é algo temido. As transformações, corporais e psíquicas, são importantes nessa etapa de vida em que – como em todas as outras – cada ganho implica uma perda: o ganho dos caracteres sexuais secundários, o início da menstruação para as meninas, é acompanhado da perda do corpo infantil; o ganho de liberdade é acompanhado da perda da segurança, da fase de poucas responsabilidades da criança, e assim por diante.

O adolescente mais sadio não é, necessariamente, o mais "adaptado"; nessa fase de muita criatividade, muita energia, o jovem critica a sociedade vigente e quer transformá-la na direção de um futuro que considera melhor (que nem sempre está claro para ele). Ele não tem certeza de quem é ou de quem deseja ser. Não confia seus segredos aos adultos (com receio de não ser compreendido), mas precisa deles.

Na busca da identidade, são muitas as dificuldades. As relações com os pais oscilam entre a dependência e a independência, entre o desejo de se separar e o receio de perder o lugar seguro da infância. Ora o adolescente se comporta como criança, ora exige direitos de adulto (por exemplo, não ter hora para chegar em casa), por vezes com mudanças bruscas. Isso aparece claramente na sua maneira de se vestir, de expressar seus pensamentos, de agir, que pode apresentar conotações completamente diversas (por exemplo, ele pode se mostrar rebelde, grosseiro em uma situação, e sensível, extremamente educado em outra). É importante que o adolescente possa se rebelar e perceber que apesar disso a relação com os pais não é destruída.

Os pais, que da mesma forma estão sofrendo a perda do filho-criança (dependente, próximo a eles), ora o tratam como adulto – "Você já tem idade suficiente para fazer isso sozinho" –, ora como criança – "Enquanto você morar na minha casa, vai fazer como eu mandar". Alguns pais utilizam o poder econômico para manter o filho sob suas ordens, o que pode gerar dificuldades na relação e ressentimento. Em outras situações, em face da constatação de que o filho não obedece mais como antes, desistem de controlá-lo e concedem excessiva liberdade, o que pode ser vivenciado pelo adolescente – e é, na realidade – como abandono.

Para alguns pais, é muito difícil perder a criança que os idealizava (aquela que acreditava que os pais tudo sabiam, tudo podiam) e se defrontar com um adolescente que os critica (com argumentos justos ou injustos). Algumas críticas do filho os obrigam a se defrontarem com dificuldades e fracassos, o que para muitos é intolerável. É um momento difícil, que exige muita paciência, fortaleza e proximidade entre o pai e a mãe, para que as respostas ao adolescente tenham coerência.

A sexualidade irrompe com muita força nessa fase da vida. A atividade masturbatória da infância, que tinha um caráter exploratório, agora convive com sua dimensão genital. Pode acontecer que, ao se defrontarem com a explosão da genitalidade do adolescente, os pais reavaliem a própria sexualidade, ou revivam situações que vão despertar determinadas reações (rivalidade ou ansiedade, por exemplo). Por vezes, os pais têm dificuldade em aceitar as manifestações da genitalidade dos filhos (sobretudo das filhas) e fazem uma série de exigências (por exemplo, destacando defeitos que percebem nos namorados que lhes são apresentados).

Agora que está mais livre, o adolescente faz experimentações, decide com quem compartilha – ou não – sua tendência sexual. Na busca de definição sexual, ele pode passar por fases de homossexualidade, o que não significa que ele se tornará homossexual. Ou então descobre sua homossexualidade. Existem diferentes tipos de identidade sexual, diferentes maneiras de sentir. O adolescente é aquela pessoa que está começando a se conhecer de maneira mais profunda. E a descoberta da identidade sexual que não corresponde ao desejo dos pais, ou desperta preconceito, pode causar-lhe muito sofrimento e medo de rejeição.

Muitas vezes, também, o adolescente é "cobrado" no sentido de contribuir com dinheiro em casa, de exercer uma profissão, sem que lhe sejam dadas oportunidades de conhecer e desenvolver suas aptidões. No período de adolescência dos filhos, os pais terão de se confrontar com as suas aspirações referentes a eles. Por vezes, é muito difícil aceitar as tendências e aspirações dos filhos que não coincidam com as suas.

Na complexa busca de uma nova identidade, o adolescente tem clareza de que não quer ser como determinados adultos que, muitas vezes, considera "caretas"; seus valores, seus modelos de identificação podem ser pessoas – atores,

As vivências da infância e da adolescência estão intimamente relacionadas ao modo como um adulto percebe, pensa, sente e age.

destaques no esporte ou na mídia, por exemplo – ou personagens idealizados, difíceis de imitar. Pode se apaixonar por pessoas que nem sabem de sua existência. Pode passar por várias identificações, adotar personalidades transitórias, o que se evidencia nas diferentes maneiras de se vestir, falar, agir (por exemplo, ser ateu em uma fase e fervorosamente religioso em outra). Esse processo consome grande parte de sua energia.

Para firmar sua identidade, é necessário que o adolescente consiga integrar esse momento de instabilidade, de flutuações entre a criança e o adulto. Nesse caminhar, que implica renunciar à segurança que representa a infância, uma das estratégias que oferecem segurança é a uniformidade. O adolescente que adere à maneira de se vestir, de agir, e adota as gírias dos outros adolescentes sente-se apoiado e apreciado pelo grupo de iguais, do qual às vezes não consegue se separar; pode ocorrer que pertencer a esse grupo – que, muitas vezes, representa o oposto dos pais – seja mais importante para ele do que pertencer ao grupo familiar. Ele transfere ao grupo de iguais parte da dependência que mantinha com os pais e, ao encontrar nesse grupo a aceitação de que necessita, sente-se apoiado nesse difícil momento de transição. Em boas condições, posteriormente consegue separar-se do grupo e encontrar uma identidade de adulto (entretanto, encontramos pessoas que se mantêm como "eternos adolescentes", sem conseguir ultrapassar essa fase).

Há um sofrimento por trás das contestações do adolescente; deixar de idealizar os pais é difícil, significa a perda das certezas, a necessidade de trilhar seus próprios caminhos, de buscar suas próprias respostas, o que gera insegurança, ansiedade. É importante, então, que se compreenda que muitas vezes a atitude de rebeldia está mascarando a insegurança e que a agressividade pode nascer da sensação de não estar sendo escutado, compreendido e respeitado, ou seja, que uma atitude violenta pode ser a expressão do desespero e do desamparo.

Por vezes, se as bases da infância não foram sustentadas, coerentes e carinhosas, o adolescente pode ficar ensimesmado, alheio, se desorganizar ou ficar agressivo, passar a usar drogas. Muitas vezes, ele não conheceu o pai, ou este está preso; às vezes, a mãe trabalha muito e não permanece em casa. Faltando um bom "modelo de identificação", a droga aparece como um convite tentador, com efeito apaziguador. Mas, outras vezes, um adulto – uma professora, o avô, um vizinho – chega mais perto carinhosamente e é quem vai se tornar um modelo e vai "salvá-lo".

É importante a ajuda que nós, profissionais de saúde, podemos dar ao adolescente. Primeiramente, procurando entender os percalços de sua vida, seu comportamento que oscila, em algumas situações se mostrando agressivo, discutindo posicionamentos em relação aos quais se mostra contestador, defendendo um ideal e em outras solicitando, por suas atitudes, "colo", refúgio.

Em face da incompreensão dos adultos, o adolescente pode sentir-se rejeitado, atacado, hostilizado, e assim refugiar-se demasiado na fantasia. Nossa reação, como adultos que buscam compreender seus pontos de vista – que aceitam suas oscilações e seus momentos de incoerência –, é decisiva para que o jovem possa aproximar-se do mundo adulto. Escutar sem críticas e dialogar sem muitas exigências constituem uma etapa importante desse caminhar. Quando isso não ocorre, podemos acabar nos defrontando com adolescentes que procuram soluções como o enfrentamento da sociedade, praticando atos destrutivos, ou, como já assinalado, o entorpecimento por meio do uso de drogas.

Muitas vezes aparecem, nessa fase da vida, as infecções sexualmente transmissíveis (IST – denominação adotada desde 2016 pelo Ministério da Saúde para as chamadas DSTA). Para um adolescente, que está iniciando sua vida sexual, isso possivelmente terá um efeito catastrófico, gerando sentimentos de insegurança e de perda da autoestima. Em geral, nessas ocasiões, as mensagens dos adultos reforçam a culpa, o medo, a vergonha. É difícil a situação do adolescente: os hormônios e a mídia o incentivam à atividade sexual, porém, a Aids, as dúvidas em relação ao próprio desempenho, à satisfação do parceiro, e o receio de uma gravidez indesejada a reprimem. Assim, o melhor que nós, adultos, podemos oferecer ao jovem é um diálogo franco, marcado pela afetividade, estimulando-o a expressar suas emoções e a respeitar seu parceiro.

A seguir, espera-se dos adultos jovens que se tornem independentes, responsáveis, escolham uma profissão, trabalhem, formem um casal e tenham filhos. Antigamente, se achava que só existiam "homens" e "mulheres" que deviam se casar e ser "felizes para sempre". Atualmente, no entanto, convivemos com homossexuais, bissexuais, transexuais, legalização do casamento entre pessoas do mesmo sexo, adoção por pais homossexuais, relações que não duram muito tempo, etc. Com dificuldade, a sociedade aos poucos vem aceitando, incorporando essas novas identidades sexuais e hábitos, ainda que uma parte dela reaja de forma violenta.

Já na adolescência, mas sobretudo na idade adulta, a sexualidade é exercida, e, não há como negar, as formas de viver mudaram, as subjetividades mudaram, as relações entre sexo e gênero mudaram, as sexualidades mudaram, a estrutura familiar mudou e as maneiras de sofrer mudaram. Sexualidade, reprodução, maternidade foram muito inovadas com os métodos contraceptivos; a mulher pôde ter controle sobre sua atividade sexual e a maternidade. A partir daí surgiram novas relações de sexo e de gênero, a família monogâmica e heterossexual convive com as famílias mono, multi e homoparentais. Por vezes, são gays ou lésbicas que se casam nos moldes heterossexuais. Na medida em que são aceitas as novas formas afetivas e eróticas, possivelmente é reduzido o sofrimento dessas pessoas.

Seja qual for o tipo de adulto, ou de casal, esta é a hora de viver a maternidade/paternidade. Para a mulher, será uma confirmação de sua fertilidade, e para o homem, de sua potência, de seu poder de engravidar uma mulher. Ter um filho é uma decisão que implica um compromisso para o resto da vida. Os futuros pais podem ficar mais vulneráveis, pois esse momento será permeado por lembranças que remetem à sua família de origem, com as angústias, incertezas e alegrias que cada um vivenciou. Seus pais poderão ser o modelo daquilo que eles próprios serão – tendo tido vivências que foram boas ou não. As fantasias sobre como será o bebê têm a ver com a história de vida de cada um. É o momento em que pessoas que eram "filhas e filhos" vão passando definitivamente para o "outro lado", tornando-se "mães e pais".

Um bebê exige muitos cuidados, e amamentar, trocar fraldas, lavar, colocar para dormir se sucedem, sem garantia de uma noite completa de sono para os pais. Se o bebê for prematuro, as exigências e os cuidados serão maiores. Algumas mães prestarão os cuidados com prazer, apesar do cansaço. Mas se uma jovem mãe se encontra sozinha, sem ajuda e com receio diante dessa responsabilidade, pode tornar-se muito tensa. Outra mãe pode se irritar porque o bebê "faz manha" e ela tem outros filhos para cuidar, além dos afazeres da casa. Pode ocorrer, então, que ela alimente menos o bebê ou, sem querer, o deixe cair. Pode ser também que ela reviva situações da infância, nas quais ela se sentia maltratada, humilhada. Essas mães precisam de ajuda e de acolhimento nos serviços de saúde mental; devem ser ouvidas sem crítica e ser compreendidas. É preciso fazer prevenção, pois elas precisam de um espaço para falar.

Até algumas décadas atrás, tudo funcionava como se a "maternidade" fosse uma questão puramente feminina, envolvendo somente a mãe; o homem era excluído e só ia se ocupar do filho quando este já estava maiorzinho. Atualmente, porém, o homem é parte integrante dos cuidados com o bebê. A presença carinhosa de um companheiro – ou uma companheira – será extremamente importante nessa fase em que as alegrias decorrentes do nascimento do bebê se mesclam às preocupações: a mãe terá leite suficiente? Será uma boa mãe? Eles saberão o que fazer, compreenderão o que aquele serzinho frágil, indefeso, completamente dependente necessita, quando ele chorar muito, por exemplo? Eles serão capazes de prover o sustento daquela família?

Alguns homens não se aproximarão muito do bebê, em virtude da fragilidade da criança. Outros se sentirão abandonados, porque a companheira fica completamente dedicada ao bebê. Outros se ocuparão do bebê com relativa segurança. Como dito anteriormente, essa situação, em grande parte, remeterá à sua própria vivência de filho, reativando ansiedades e alegrias.

Se já há outros filhos na família, estes também reagirão à chegada do bebê. Poderão sofrer uma "regressão", voltando a pedir a chupeta e a urinar na cama; poderão ter atitudes agressivas com o bebê ou atitudes protetoras; competirão com o bebê em busca da atenção da mãe ou poderão vincular-se mais fortemente ao pai, "esnobando" a mãe. São situações com as quais os pais terão de lidar, da forma mais carinhosa possível (e será bem mais fácil se isso já começou a ser feito durante a gravidez), de modo que possam resultar em crescimento para toda a família.

A questão de filhos de casais homoafetivos, que tem gerado muitas discussões e intransigência por parte de certos grupos, atualmente vem sendo trabalhada; a aceitação com dignidade e respeito é importante e certamente se reflete favoravelmente nas relações e na vida de toda a família. A identidade sexual é natural, e, assim, não há lugar para o desrespeito às pessoas que não atendem ao modelo tradicional. A comunicação entre pais e filhos precisa estar mais relacionada à afetividade do que a esse fator.

Muitos adultos em suas profissões (de enfermagem, por exemplo) trabalham em horários que nem sempre são compatíveis com os horários em que os filhos estão em casa (final de tarde, noite, fim de semana). É necessário encontrar maneiras para manter a comunicação com eles.

Um adulto passa cerca de quarenta anos, ou mais, de sua vida trabalhando. Se seu trabalho corresponde àquilo que ele desejou, se ele é valorizado por meio dessa atividade, se ela lhe permite exprimir-se, estabelecer laços com outras pessoas, lhe dá tempo para o lazer, esse trabalho será um elemento importante para sua saúde mental. No entanto, para muitos, o trabalho é apenas uma maneira – às vezes monótona, ou frenética, desagradável, ou degradante – de ganhar a vida, que lhes exige um esforço muito grande.

Existe ainda uma população de adultos que sofre e se sente humilhada por estar excluída do mundo do trabalho. Manter-se em um trabalho, apesar do sofrimento, decorre da necessidade de obter o salário e também do fato de que o reconhecimento social passa em grande parte pelo trabalho. Uma das primeiras perguntas que se faz quando se conhece alguém é: "O que é que você faz?". E a resposta, formulada com o verbo "ser", é: "Sou eletricista", "Sou professora", etc. Logo, quem não trabalha, teoricamente, não "é" nada.

Essa é uma questão complexa. Em uma sociedade na qual se privilegiam os que sabem competir, os "vencedores", os líderes, as pessoas que não apresentem essas características são vistas como não suficientemente preparadas e têm mais dificuldades em obter um emprego. Para os que já eram pobres, isso significa o agravamento da pobreza. Por sua vez, as repetidas tentativas de obter trabalho, seguidas de respostas evasivas ou negativas, geram desânimo, insônia, irritabilidade, tristeza, desconforto, vergonha dos filhos, retraimento social, entre outros sentimentos desagradáveis. Essa dificuldade se agrava a partir dos 40, 45 anos, quando as possibilidades de emprego se estreitam ainda mais. Nessa situação, são muito importantes as redes de apoio – família, amigos, ex-colegas de trabalho, vizinhos, conterrâneos (no caso de migrantes), religião –, que vão ajudar a suprir as carências do desempregado, tanto as econômicas como as de pertencimento a um grupo, de manutenção de vínculos, para a preservação da saúde psicossocial.

Assim, lenta e gradualmente, vai se fazendo a transição da fase do adulto jovem para a fase de adulto maduro. Atualmente, as pessoas lutam para manter, nessa etapa da vida, a beleza, a força, enfim, características da juventude tão valorizadas em nossa sociedade. Para alguns, é difícil enfrentar as mudanças na aparência e na capacidade física – o que implica refazer a imagem que têm de si mesmos –, que são próprias dessa etapa da vida. Esse processo culmina com a menopausa, para as mulheres, um evento simbólico marcante que pode causar estresse em algumas, dependendo muito de sua relação com o feminino (como ela se sente como mulher) e a maternidade (teve filhos/desejava ter?). Nessa fase (a partir dos 45, 50 anos), a vida – que estivera até então mais centrada na família, nos filhos pequenos ou adolescentes – vai ser direcionada para o trabalho, a sociedade, de uma forma mais ampla, com atenção às gerações seguintes. O trabalho muitas vezes é o refúgio, no caso de uma pessoa que não tem companheiro ou quando os filhos já saíram de casa. Outros adultos de meia-idade ocupam-se ativamente dos netos. Por vezes, em face das dificuldades enfrentadas pelos filhos (estudos, separação), os avós assumem um papel extremamente importante – que para alguns pode ser pesado –, mantendo a estabilidade da família.

A meia-idade é uma etapa de reavaliação do que foi conquistado ao longo da vida, no que se refere aos relacionamentos (com companheiro, filhos, amigos), à carreira profissional, à área socioeconômica e a si mesmo (realização de sonhos, autoavaliação). Estar razoavelmente satisfeito com o balanço de sua vida, ter bons vínculos com a família e os amigos, saúde, um lugar para morar e independência econômica são fatores importantes no preparo para a fase da velhice. Essa é uma questão relevante, pois o número de pessoas idosas vem aumentando no mundo todo.

A seguir, um belo texto de Affonso Romano de Sant'Anna fala dessa fase da vida.

Antes que elas cresçam

Há um período em que os pais vão ficando órfãos dos próprios filhos. É que as crianças crescem. Independentes de nós, como árvores, tagarelas e pássaros estabanados, elas crescem sem pedir licença. Crescem como a inflação, independente do governo e da vontade popular. Entre os estupros dos preços, os disparos dos discursos e o assalto das estações, elas crescem com uma estridência alegre e, às vezes, com alardeada arrogância.

Mas não crescem todos os dias, de igual maneira: crescem, de repente. Um dia se assentam perto de você no terraço e dizem uma frase de tal maturidade, que você sente que não pode mais trocar as fraldas daquela criatura.

Onde é que andou crescendo aquela danadinha, que você não percebia? Cadê aquele cheirinho de leite sobre a pele? Cadê a pazinha de brincar na areia, as festinhas de aniversário com palhaços, amiguinhos e o primeiro uniforme do maternal ou escola experimental?

Ela está crescendo num ritual de obediência orgânica e desobediência civil. E você agora está ali na porta da discoteca esperando que ela não apenas cresça, mas apareça. Ali estão muitos pais, ao volante, esperando que saiam esfuziantes sobre patins, cabelos soltos sobre as ancas. Essas são as nossas filhas, em pleno cio, lindas potrancas.

Entre hambúrgueres e refrigerantes nas esquinas, lá estão elas, com o uniforme de sua geração: incômodas mochilas da moda nos ombros ou então com o suéter amarrado na cintura. Está quente, a gente diz que vão estragar o suéter, mas não tem jeito, é o emblema da geração.

Pois ali estamos. [...] Essas são as filhas que conseguimos gerar apesar dos golpes dos ventos, das colheitas das notícias e da ditadura das horas. [...]

Há um período em que os pais vão ficando órfãos dos próprios filhos. Longe já vai o momento em que o primeiro mênstruo foi recebido como um impacto de rosas vermelhas. Não mais as colheremos nas portas das discotecas e festas, quando surgiam entre gírias e canções [...]

Deveríamos ter ido mais vezes à cama delas ao anoitecer para ouvir sua alma respirando conversas e confidências entre os lençóis da infância e os adolescentes cobertores naquele quarto cheio de colagens, *posters* e agendas coloridas de pilot. [...]

Elas cresceram sem que esgotássemos nelas todo o nosso afeto.

No princípio subiam a serra ou iam à casa de praia entre embrulhos, comidas, engarrafamentos, natais, páscoas, piscinas e amiguinhas. Sim, havia as brigas dentro do carro, disputa pela janela, pedidos de sorvetes e sanduíches, cantorias infantis. Depois chegou a idade em que subir para a casa de campo com os pais começou a ser um esforço, um sofrimento, pois era impossível deixar a turma aqui na praia e os primeiros namorados. Esse exílio dos pais, esse divórcio dos filhos, vai durar sete anos bíblicos. Agora é hora dos pais na montanha terem a solidão que queriam, mas, de repente, exalarem contagiosa saudade daquelas pestes.

O jeito é esperar. Qualquer hora podem nos dar netos. O neto é a hora do carinho ocioso e estocado, não exercido nos próprios filhos, e que não pode morrer conosco. Por isso, os avós são tão desmesurados e distribuem tão incontrolável afeição. Os netos são a última oportunidade de reeditar o nosso afeto.

Por isso, é necessário fazer alguma coisa a mais, antes que elas cresçam.[1]

Ao chegar à velhice, a pessoa já realizou o que pôde e merece uma vida tranquila. No entanto, muitos idosos se encontram em situação financeira difícil, com um padrão de vida mais baixo, em razão da aposentadoria e da perda do cônjuge. Muitos, também, vivem um momento constrangedor, sentindo-se indesejados pela família dos filhos, ao mesmo tempo que estão perdendo amigos e fontes de satisfação. Atualmente, sendo muito valorizadas a beleza do corpo e a pessoa que produz, o idoso pode ser percebido como um "objeto descartável". Para esses, é o momento de viver perdas e antecipar mais perdas. Para outros, no entanto, é o momento de encontrar os amigos, iniciar novas atividades – grupos de terceira idade –, ter a liberdade que não tinham antes. Todos nós conhecemos "jovens" de 70 anos (assim como "velhos" de 30 anos) e velhos "ranzinzas", dos quais filhos e netos se afastam. Tudo depende daquilo que foi "plantado" durante a vida e que nessa fase vai ser "colhido". São importantes os contatos, os vínculos, os laços que se estabelecem ou se reforçam entre parentes, vizinhos, amigos, membros de uma igreja, de um

> A maneira como os idosos lidam com as situações, os problemas do cotidiano, vai direcioná-los para a vida ou para a morte.

---

[1] SANT'ANNA, Affonso Romano de. **Melhores crônicas de Affonso Romano de Sant'anna**. São Paulo: Global, 2003.

clube, fornecendo suporte social, emocional, material. Quando os idosos participam de alguma forma de rede, de alguma atividade social, são muito menores as probabilidades de apresentarem depressão e outros problemas (o oposto valendo para aqueles que vivem sós e são mais dependentes).

É interessante constatar que "velho" é sempre o "outro". Assim, para um jovem de 20 anos, velho é o pai, de 50 anos. Já para este, velho é o que tem 70 anos, que considerará velho aquele que tem 80 anos. Isso porque o tema "velhice" induz a pensar em morte, situação pela qual todos passam e que a todos angustia, por não se saber quando, como – em que situação, com que nível de sofrimento – ocorrerá. Assim, para que se consiga viver livre dessa angústia, delega-se a morte ao "velho".

Mario Quintana, neste trecho de um poema, nos fala da velhice.

O velho do espelho

Por acaso, surpreendo-me no espelho: quem é esse

que me olha e é tão mais velho do que eu?

Porém seu rosto... é cada vez menos estranho...

Meu Deus, meu Deus... Parece

Meu velho pai – que já morreu!

Como pude ficarmos assim?

Nosso olhar – duro – interroga:

"O que fizeste de mim?!"

Eu, pai?! Tu é que me invadiste,

Lentamente, ruga a ruga...

Que importa?! Eu sou, ainda,

Aquele mesmo menino teimoso de sempre...[2]

---

[2] QUINTANA, Mario. O velho do espelho. *In*: _____. **Apontamentos de história sobrenatural**. São Paulo: Globo, 1976.

Períodos críticos

Na vida, existem períodos de transição, ou críticos, nos quais o cuidado pode ser mais necessário.

O primeiro deles é o nascimento, com a passagem de um ambiente em que tudo é oferecido para outro no qual é preciso sobreviver por seus próprios meios, até mesmo respirar e sugar o alimento. A entrada na escola é outro momento crítico. A criança, que até então passava o dia no ambiente conhecido de sua casa, tem de enfrentar não só um ambiente novo como uma série de novas exigências relativas a independência, aprendizagem, amizades, competição, etc.

A adolescência talvez seja o período mais conflituoso da vida. Além das bruscas mudanças físicas e do início da atividade sexual, o jovem está deixando uma posição confortável, protegida, de criança, em troca de algo que o atrai e ao mesmo tempo o assusta. Ele quer se tornar independente e para isso precisa dos pais. Ele questiona, desafia, transgride, sem saber bem quem é e quem deseja ser.

O início de um curso, da vida profissional, da vida a dois, do nascimento dos filhos são momentos em que a pessoa se defronta com situações desejadas, porém, novas, desconhecidas e, por isso, geradoras de tensão. Um jovem casal que está feliz por ter um filho, por exemplo, vai se defrontar com frustrações diante da necessidade de mudar seu estilo de vida por causa da dependência do bebê. Vale salientar o caso das adolescentes grávidas, que enfrentam concomitantemente as dificuldades próprias da adolescência e da gravidez. No momento em que ela começa a se tornar independente, já tem alguém dependendo dela: o filho. Ao mesmo tempo, ter um filho é uma afirmação de sua feminilidade, de sua capacidade de procriar. Para algumas dessas adolescentes, pode representar também

> A maneira como o indivíduo passa por uma etapa vai proporcionar-lhe uma base mais firme ou mais frágil para chegar às etapas seguintes.

a oportunidade de uma vida melhor, uma vez que ficarão cuidando do filho em vez de enfrentar um trabalho não necessariamente desejado, mas que muitas vezes seria a única opção.

Um casal de meia-idade, ao mesmo tempo que pode sentir a satisfação de ver os filhos criados e bem-encaminhados na vida e recuperar sua liberdade, se defronta com limitações físicas e financeiras. Ou, então, se recusa a aceitar a forma de vida dos filhos, que não seguem os padrões deles, o que lhes causa muito sofrimento.

Na velhice, são muitas as alterações físicas e mentais, as perdas, o que exige um grande esforço de reajustamento numa fase em que, apesar da maturidade, a capacidade de ajustamento a situações novas costuma estar diminuída. A aposentadoria, sobretudo para aquelas pessoas que se dedicaram quase que exclusivamente ao trabalho, construindo basicamente uma identidade de trabalhador, não criando outras opções – roda de amigos, atividades artísticas, de lazer, etc. –, implica um reajuste difícil a um novo tipo de vida. Sem o trabalho, o que elas farão? Já as que construíram redes de amigos e deram importância aos vínculos e ao lazer poderão, nessa fase, realizar muitas coisas que não puderam fazer antes.

Em cada uma dessas fases, a família vai precisar adaptar-se à nova situação. Muitas vezes, dois ou três membros da família estão passando por períodos críticos ao mesmo tempo (por exemplo, a mãe vivendo a menopausa, e a filha, a adolescência). Por vezes ocorre, temporariamente, um desequilíbrio familiar, porque o que satisfaz as necessidades, os desejos de um, está em oposição ao dos outros. Por vezes a família se desintegra.

Como em períodos de estabilidade se hesita mais em enfrentar mudanças, tais momentos críticos podem ser privilegiados para tomada de decisões, encontro de soluções e mudanças na vida.

Além dessas dificuldades que fazem parte da evolução da vida, que são esperadas e pelas quais todos nós passamos, algumas pessoas enfrentam situações mais difíceis, como perda de emprego, acidentes, doenças, morte de pessoas próximas. Muitas vezes, os mecanismos de defesa que a pessoa usa habitualmente não conseguem dar conta dessas situações. Entretanto, um evento que é traumático para um indivíduo nem sempre vai produzir o mesmo efeito em outro; isso vai depender da maneira como ele é recebido, daquilo que ele significa para a pessoa ou para a família, ou seja, é algo da ordem da subjetividade. A gravidade do problema e os rumos que ele tomará vão depender dos recursos – conscientes e inconscientes – de que a pessoa e a família dispõem para lidar com a situação.

Uma vez instalada uma crise, a ansiedade pode aumentar, com a não solução das dificuldades, causando por vezes um efeito debilitante sobre a personalidade. A pessoa pode então apresentar sintomas psíquicos ou adoecer fisicamente. No entanto, uma situação crítica pode ser também uma oportunidade de crescimento. Se a pessoa pede ajuda, ou torna-se mais acessível à proposta de alguém solidário que queira ajudar – esse é um momento importante para um profissional de saúde, que poderá assumir essa relação –, poderá ter a experiência de conseguir lidar com uma situação difícil e vencê-la, tornando-se mais segura, mais confiante para enfrentar novas dificuldades. Esse também pode ser o momento, em face de situações difíceis – doença grave ou morte, por exemplo –, em que, sentindo-se mais impotentes, mais frágeis, mesmo as pessoas que não têm religião, ou não a praticam, se aproximem dela ou de alguma força que julgam superior, obtendo aí a ajuda que necessitam.

Sentimentos

O que a pessoa pensa e sente resulta de sua experiência de vida. Mas enquanto o pensamento conceitua, classifica, explica e julga – ou seja, aproxima-se do mundo de maneira intelectual –, o sentimento permite experimentá-lo emocionalmente. A diferença é mais ou menos a mesma que existe entre estudar as flores e "curtir" as flores, plantando-as, regando--as e cheirando-as. É importante que esses dois aspectos sejam desenvolvidos paralelamente.

> **Todos nós sentimos amor, alegria e temos esperança, assim como sentimos tristeza, mágoa, culpa, ansiedade, medo, vergonha, inveja e raiva.**

Os sentimentos não se explicam racionalmente, não podem ser exigidos, comandados, por nós mesmos ou pelos outros; eles simplesmente fluem. Às vezes, não conseguimos entendê-los: ficamos tristes numa situação em que "deveríamos" estar alegres (numa festa, por exemplo), ou sentimos ciúme em uma situação na qual esse sentimento "não se justifica". No entanto, nesse campo nada "deve" ser desse ou daquele jeito. Tudo depende da subjetividade, do sentido que cada situação, cada movimento tem para cada pessoa. Os sentimentos são a "verdade" de cada um. Às vezes, eles nos surpreendem (por exemplo, quando sentimos raiva de uma pessoa que nos fez algo de bom) e procuramos disfarçá-los, ou evitá-los, porque naquele momento não estamos conseguindo lidar bem com eles. No entanto, é aceitando que eles existem, permitindo que apareçam e procurando compreendê-los que passamos a nos conhecer e a viver melhor.

Isso é extremamente importante para nós, que trabalhamos na área da saúde, tanto no sentido de aceitar a expressão dos sentimentos das pessoas sob nossos cuidados – e das pessoas que trabalham conosco – quanto no de compreender os sentimentos que nós provocamos nelas.

Sexualidade

A sexualidade assume diferentes formas no decorrer da vida. Os bebês e as crianças pequenas sentem prazer físico em serem acariciados, em sugar, lamber e morder, assim como em tocar seus genitais. Já na adolescência predomina a zona genital, sendo o prazer sexual obtido da união genital com outra pessoa. Mas como o prazer adulto se desenvolve a partir dos impulsos infantis, os atos de beijar, olhar e tocar continuam fazendo parte da sexualidade como prazeres da relação genital.

Antes dos estudos de Freud, pensava-se que a criança não tinha sexualidade. Foi ele quem mostrou haver uma energia sexual – que ele denominou libido – provocando prazer desde o início da vida e abrangendo diferentes partes do corpo da criança. Sua maneira de explicar o desenvolvimento psicossexual – de forma extremamente simplificada e resumida, já que não cabe estendê-la aqui – é a que segue.

Na primeira fase, que corresponde ao primeiro ano de vida – chamada de fase oral –, essa energia está localizada na região bucolabial. A criança mama, chupa a chupeta ou o dedo, levando todos os objetos à boca.

Na segunda fase, que tem início ao final do primeiro ano, coincidindo com o início do controle esfincteriano, o prazer da criança vem da micção e da defecação, estando a energia localizada na região anal-uretral – daí o nome: fase anal. A criança fica sentada no peniquinho e faz a grande descoberta de que tem o poder de expelir fezes e urina, ou retê-las, e que isso pode agradar ou desagradar aos pais.

Na terceira fase, entre 2 e 5 anos, a criança descobre seus órgãos genitais e para eles se direciona a libido. A exploração do próprio corpo é importante para o desenvolvimento psicossexual da criança. O contato com outras crianças faz com que ela perceba que algumas têm pênis e outras não. A menina vai então perguntar: "Por que o meu irmão tem um pintinho e eu não?". É uma pergunta que deve ser respondida com delicadeza. Algumas explicações costumam ser dadas, por exemplo: "E você tem um buraquinho que ele não tem" ou "Você é igual à mamãe, que também não tem pintinho, mas tem outras coisas, como peitinho". Mas o mais importante é mostrar que é uma questão de diferença, e não de defeito. Às vezes, o adulto se sente inibido quando as crianças trazem este tipo de questão, porque não teve oportunidade de falar abertamente sobre sexualidade quando era jovem, mas é positivo que procure tratar a questão com naturalidade. No ambiente doméstico, diante das crianças, não é positivo haver nem exibição relativa a sexo, nem um clima de repressão. Mas à medida que se aceita a sexualidade como parte da vida, fica mais fácil reagir com naturalidade e responder às perguntas das crianças usando frases simples e diretas.

No desenvolvimento sexual infantil, os meninos sentem – inconscientemente – uma forte atração pela mãe e desejam tê-la só para si, afastando o pai. É o que Freud denominou complexo de Édipo. Da mesma forma, as meninas sentem uma forte atração pelo pai e desejam estar junto dele, afastando a mãe. É outra situação a ser compreendida e vivida com a naturalidade possível na família, sabendo que mais tarde isso mudará.

A masturbação na infância, que muitas vezes preocupa os pais, por considerarem-na precoce, representa um problema quando assume características exibicionistas, ou se for excessiva, sendo a única maneira que a criança encontra de obter prazer (quando ela não brinca, não tem prazer no contato com amiguinhos). Trata-se aí de uma questão delicada, pois a repressão desse ato pode provocar culpa, ansiedade e outros danos; nesse caso, cabe consultar um profissional.

Por volta dos seis anos, as crianças elaboram – ou seja, ultrapassam – o complexo de Édipo e deixam de hostilizar e competir com o progenitor do mesmo sexo. É a fase de latência, que se estende dos 6 aos 12 anos; nela, a atenção da criança está voltada sobretudo para a escolaridade. O ego – a parte organizada da personalidade – se fortalece e o menino passa a desejar ser como o pai, e a menina tem a mãe como seu modelo.

A criança passa a se perceber como menino ou menina, ou seja, começa a adquirir identidade sexual. A partir de então, vai apresentar comportamentos específicos dessa identidade. Até pouco tempo, na nossa sociedade, as meninas eram desde cedo estimuladas a serem mais sedutoras, passivas e românticas, enquanto se esperava que os meninos não brincassem de boneca e fossem ousados, fossem líderes. No entanto, atualmente essa diferença já não é mais tão acentuada. Dependendo dos valores culturais de cada comunidade, o que é atribuído a cada sexo pode mudar.

Os pais são as figuras de referência e espera-se que as crianças possam confiar neles. Infelizmente, às vezes as bases familiares estão muito comprometidas e a criança é estuprada na própria família (por pai, tios, vizinhos) e não consegue falar sobre isso; isso pode acontecer com meninas e com meninos também. Os meninos muitas vezes ficam mais constrangidos em relatar e assumir que sofreram estupro, em razão do estereótipo sobre a masculinidade. Essas situações necessitam de ajuda profissional, tanto para a criança como para os pais.

Uma atividade que marca a transição para a vida sexual genital é a masturbação. É uma forma natural de autoerotismo (sentir prazer com o próprio corpo) que teve início na infância e continua presente na adolescência. Além de ser uma maneira de conhecimento do próprio corpo e de suas sensações, também pode relaxar as tensões. E o prazer dela retirado anuncia o prazer que pode ser obtido em uma relação a dois. Entretanto, a masturbação também pode ser utilizada como fuga do relacionamento sexual.

O surgimento da Aids trouxe uma grande oportunidade de abordar temas ligados ao sexo e a práticas sexuais mais abertamente. É importante conhecer o funcionamento do próprio corpo. A educação sexual pode ser propiciada na família, na escola, no centro de saúde ou no ambulatório de adolescentes, não por meio de pregações ou aulas formais, mas explorando os conhecimentos que a criança ou o adolescente já tem, levando-o a formar seus próprios valores e estimulando a confiança e a tolerância. Quando isso não ocorre na família, torna-se mais importante que seja feito na escola.

Às vezes, a sexualidade é gratificada de outras maneiras – além da relação sexual –, sendo deslocada ou sublimada. O deslocamento e a sublimação são mecanismos de defesa. No deslocamento, um desejo ou sentimento que não pode ser gratificado é deslocado para outro objeto ou situação; por exemplo, um impulso sexual em relação a uma pessoa proibida – irmã, por exemplo – poderá ser deslocado para outra pessoa. Na sublimação, o impulso é dirigido para uma finalidade não sexual, visando objetos socialmente valorizados. Assim, a curiosidade sexual poderá ser sublimada numa curiosidade intelectual, por exemplo. Outras formas de sublimação da sexualidade podem ocorrer pelas vias do trabalho, da amizade, das manifestações artísticas, etc.

Às vezes, a sexualidade de uma pessoa está abafada, reprimida. Outras vezes, está exacerbada, descontrolada. Não se trata, como poderia parecer a um observador leigo, de "sem-vergonhice" ou "imoralidade". É uma sexualidade que se expressa de modo diferente, exigindo que procuremos seu significado além das aparências. Muitas vezes, um comportamento exibicionista representa um pedido para ser notado, amado, apreciado; pode ser uma patologia da sexualidade que precise ser tratada.

A sexualidade é uma dimensão fundamental da vida. Ela não se refere somente ao sexo ou às funções reprodutoras, mas, de forma muito mais ampla, ao desejo, ao amor e ao prazer. O sexo, a genitalidade, é um fenômeno fisiológico cuja satisfação é instintiva; ele existe independentemente de uma relação afetiva. Já a sexualidade pertence ao registro psíquico, é mais completa. Pode-se considerar que o comportamento do adulto dominado pela genitalidade é menos maduro.

O fato de nascermos com um pênis ou uma vagina não nos dá, necessariamente, uma identidade sexual masculina ou feminina; não é um destino. Geralmente se pensa que as pessoas nascem homem ou mulher, ou seja, que a anatomia seja decisiva para definir o papel de cada um na vida. Em geral é. Ocorre, porém, que a maneira como a pessoa se sente no mundo nem sempre coincide com o sexo anatômico. E pode-se imaginar o sentimento de inadequação quando a pessoa se sente presa dentro de um corpo que não corresponde à maneira como ela se vê, se sente.

Mais flexível, o gênero surge a partir da interação entre os genes e o meio ambiente. E isso pode aparecer desde cedo, quando vai sendo construída a identidade sexual da criança. Há meninas que não querem brincar com bonecas e há meninos que querem; ou meninos que não querem jogar futebol e meninas que querem; eles não se adaptam aos estereótipos definidos para o papel de gênero, ao conjunto de normas consideradas apropriadas para homens e mulheres na sociedade. E às vezes, desde cedo, vão demonstrando uma independência do gênero em relação ao sexo. A criança não costuma ter estranhamento com essa situação. Porém se os pais insistirem em "endireitá-la", aí, sim, ela vai passar a ter dificuldades. É uma situação extremamente difícil para alguns pais, que então precisarão de ajuda psicológica, de um profissional da saúde mental, para compreender o que se passa (que pode ser passageiro ou não).

Identidade de gênero é a forma como a pessoa se percebe, se define; é da vivência interna; começou a se construir na infância, se confirmando na adolescência. Ou seja, o órgão genital define o sexo, mas não o gênero. E transexualidade não é uma patologia psiquiátrica.

Os papéis de gênero já foram mais definidos, mais separados (homem trabalhava, mulher cuidava da casa e dos filhos). A partir do século XX, a mulher começou a trabalhar fora de casa também, tornou-se independente, muitas passaram a ser chefes de família. Mas falar de gênero causa medo, muitas pessoas consideram que é preciso controlar os corpos, a sexualidade, porque há um receio de que a abertura permita o "desmoronamento de tudo": do casamento, da família, da sociedade bem ordenada, dos "bons costumes".

Antes, os padrões de comportamento eram mais rígidos, mas na verdade muita coisa acontecia fora desses padrões, só que era escondido, não podia aparecer. Atualmente, gays, lésbicas, travestis, transexuais e transgêneros vêm lutando para serem aceitos como realmente são, como se sentem, a fim de poderem assumir sua identidade sexual, com direito a alterar nome e identidade. Aos poucos, há maior aceitação da diversidade, combate à misoginia e à violência contra mulheres e transexuais, legalização do casamento entre pessoas do mesmo sexo, adoções homoparentais. Surgindo indagações, é positivo conversar com as crianças sobre essas questões, procurando formar futuros adultos que possam respeitar a sexualidade, o desejo e o modo de viver de si mesmo e do outro.

Antes, quando se julgava que só havia uma maneira certa de exercer a sexualidade, as outras formas eram consideradas pecado, crime, perversão – ou seja, eram sempre desvio. Hoje, as relações eróticas diferenciadas não são mais vistas desse modo; entende-se que a sexualidade é construída psiquicamente e que a criação da identidade sexual vai depender das representações que vêm do social, das relações da criança com os pais, das identificações daí decorrentes. Atualmente, sabemos que existem pessoas cuja sexualidade é diferente, alternativa, e são tão criativas – ou tão destrutivas – quanto os heterossexuais. A homossexualidade não é mais classificada como patológica, de acordo com o DSM V (Manual de Diagnóstico e Estatística de Transtornos Mentais da Associação Americana de Psiquiatria). O encaminhamento para orientação ou psicoterapia só é necessário por solicitação da própria pessoa, quando ela sofre com a situação.

A identidade sexual pode ou não corresponder ao sexo biológico, assim:

- **heterossexual:** é a pessoa que sente atração sexual por outra do sexo oposto;
- **homossexual:** é a pessoa que sente atração sexual por pessoa do mesmo sexo;
- **bissexual:** é a pessoa que sente atração sexual tanto por pessoa do mesmo sexo quanto do sexo oposto;
- **transgênero:** é um grupo que inclui transexuais, travestis, não binários e *drag queens*;
- **transexual:** é a pessoa que sente mal-estar e inadaptação com seu sexo biológico, tendo o desejo de viver como pessoa do sexo oposto e para isso submete-se a cirurgias, tratamentos hormonais, tudo o que possa tornar seu corpo o mais próximo possível do sexo desejado;
- **travesti:** é o homem que tem como referência a identidade feminina, se veste com roupas femininas, mas não sente desconforto com sua genitália e não procura cirurgia;
- **não binária:** é a pessoa cuja identidade de gênero não é nem feminina, nem masculina, está entre os dois;
- *drag queen:* é uma pessoa que se "produz" vestindo-se de mulher para *performances* artísticas;
- **pansexual:** é a pessoa que sente atração sexual por homem, mulher, transgênero, travesti, enfim, por todos os gêneros;
- **assexuada:** é a pessoa que não sente atração sexual, independentemente de se apaixonar.

Ainda há muito preconceito em relação a essa questão em nossa sociedade, de tal forma que muitas pessoas sofrem com isso. Se o profissional de saúde tiver preconceito – o que pode acontecer, vivendo-se numa sociedade na qual esse preconceito existe –, é importante admiti-lo, em vez de negá-lo, e procurar entendê-lo, discuti-lo, a fim de tentar superá-lo.

Não cabe, nesse terreno, afirmar que determinado comportamento é "normal" ou "anormal". No entanto, algumas condutas são consideradas patológicas:

- **pedofilia:** satisfação sexual por meio de contato visual ou físico com crianças – é crime;
- **incesto:** quando o parceiro é um familiar, como mãe, pai, irmã;
- **voyeurismo:** quando se obtém prazer observando atos sexuais;
- **sadismo sexual:** quando se obtém satisfação sexual infligindo maus-tratos, sofrimento, humilhações ao parceiro;
- **masoquismo sexual:** quando se obtém prazer com sofrimento; derivação da satisfação sexual, sofrendo dores, maus-tratos ou humilhações (sendo acorrentado, chicoteado, etc.) infligidos pela própria pessoa ou por outra.

Doença física e aspectos psicossocioespirituais

Como já sabemos, os aspectos físicos, psíquicos, sociais e espirituais das pessoas estão estreitamente interligados.

Ao receber o diagnóstico de câncer ou a notícia de que deverão se submeter a uma cirurgia, as pessoas sofrem um impacto. Para algumas, esse impacto será muito grande. Outras, solidariamente acompanhadas de familiares ou amigos, podem aceitar melhor a situação. Outras, ainda, declaram que irão "colocar tudo nas mãos de Deus" e não procuram tratamento. O recurso à religião é positivo, bem-vindo, desde que associado ao tratamento.

Nas situações de doença, é comum as pessoas expressarem sentimentos de ansiedade, o que geralmente constitui uma defesa inconsciente diante do perigo; em níveis muito intensos, porém, a ansiedade poderá ser prejudicial. A ansiedade pode interferir na nutrição, no sono e na higiene das pessoas, acrescentando condições de suscetibilidade à doença. Os micro-organismos, sempre presentes no ambiente, vão atingir as pessoas que se encontram em um momento de maior fragilidade. Sabe-se que a tuberculose, por exemplo, surge muitas vezes em decorrência de um período de vida particularmente tenso.

Sabe-se também que o estado psicológico do diabético influencia diretamente na evolução da doença; e, se estiver desanimado, ele pode não tomar os cuidados relativos à sua alimentação e à medicação, agravando mais o problema.

A experiência da doença ou da hospitalização provoca insegurança. A pessoa se encontra numa situação estranha, de dependência, não sabendo exatamente o que vai acontecer com ela. Os procedimentos cirúrgicos, especialmente aqueles que representam uma ameaça à imagem corporal ou à competência da pessoa, como histerectomia, mastectomia, colostomia e amputações, provocam maior ansiedade. Essa reação é esperada; justamente as pessoas que não evidenciam a tensão antes da cirurgia – que não "botam pra fora" seus sentimentos – é que estão mais propensas a apresentar dificuldades psicológicas mais tarde.

Algumas pessoas adoecem muito, às vezes de forma semelhante, outras vezes variando os sintomas e diagnósticos. Isso acontece porque questões que são psicológicas são representadas no corpo, e não no psiquismo; assim, a dificuldade é emocional, mas é o corpo que adoece.

As pessoas muitas vezes não conseguem elaborar seus problemas pela via psíquica. Indivíduos que lidam mal com situações de separação, de perdas ou do envelhecimento podem desenvolver câncer, ou outra doença, após o divórcio ou a aposentadoria. Por terem dificuldade em entrar em contato com os seus sentimentos, apresentam uma aparente indiferença à dor, que vai explodir como doença no "soma", no organismo. Desejos ou impulsos não elaborados psiquicamente podem provocar doenças como úlcera péptica, colite ulcerativa, asma brônquica, dismenorreia, enxaqueca, eczemas, etc. São as chamadas doenças psicossomáticas. Nesses casos, é fundamental tratar tanto os aspectos físicos como os psíquicos.

Muitas vezes, pode parecer ao profissional de enfermagem que, além dos cuidados físicos, ele pouco pode fazer, já que não há condições de suprimir a doença e a dor. No entanto, muito pode ser feito, caso se estimule o cliente a expressar sua dor, até então indizível (inclusive, o silêncio emocional está, muitas vezes, na origem da doença). Esse estímulo e a escuta atenta e respeitosa são instrumentos fundamentais do trabalho de enfermagem.

Em outras situações, se a pessoa não está podendo falar, só ficar junto um pouco, com cordialidade, pode ser uma maneira de ajudar.

A dificuldade que a enfermagem apresenta, muitas vezes, em se aproximar do cliente como pessoa deve-se, em grande parte, à impressão de não saber lidar com os problemas que possam surgir. Isso parte da ideia de que existiria uma "fórmula mágica", palavras a serem ditas que acabariam com o sofrimento; então quem não conhece a fórmula mágica nada pode fazer. Nessa área, porém, não há fórmulas a serem seguidas: algumas pessoas gostam de brincadeiras, outras preferem um contato mais sério. É se aproximando com sensibilidade, fazendo, testando e refazendo, que se aprende. E ainda assim... o que deu certo com um não necessariamente dará certo com outro. É um sempre recomeçar.

Se uma paciente vai ser submetida a determinado tratamento e estiver preocupada, triste, o melhor a fazer não é animá-la, afirmando que tudo vai se passar bem, pois desse modo estaríamos abafando o seu medo. Ao contrário, deveríamos dizer, sim, que avaliamos sua preocupação e nos colocamos à disposição para ouvi-la, se ela quiser falar.

Às vezes, são os fatores sociais que mais interferem. A preocupação maior de uma cliente pode ser, por exemplo, com os filhos que ficaram em casa, sem a presença de um adulto. A ansiedade provocada por essa situação pode influenciar suas condições de enfrentar uma cirurgia, por exemplo. Nesses casos, é importante o contato de algum profissional com a família para obter informações. Outro paciente pode estar muito tenso porque sempre decidiu tudo em casa, e durante sua hospitalização a família está tomando decisões sem consultá-lo. Essa tensão pode causar uma piora em seu estado, o que poderia adiar sua alta, fechando o círculo vicioso. Em outra situação, a pessoa acredita que sua doença é uma punição por um pecado cometido e "não vai ter jeito"; aqui fica evidenciada a influência dos fatores espirituais.

> **Ajuda muito se o cliente encontrar alguém que acolha suas reações, como chorar e demonstrar seu medo. A enfermagem que se mostra acolhedora está cuidando.**

Acolher e escutar são ações esperadas por parte de qualquer profissional da equipe, porém a enfermagem encontra-se em posição privilegiada, nesse sentido, pelo fato de estar mais próxima do paciente (no contato íntimo do banho, no momento especial da alimentação, por exemplo) e permanecer por mais tempo perto dele (como no momento em que a visita vai embora, ou em que a visita não veio, ou na noite de insônia).

Sobre a origem dos transtornos mentais

O desenvolvimento de uma pessoa, de sua personalidade – maneira característica de ser, de reagir às diversas situações da vida – mais sadia ou mais predisposta aos transtornos mentais, pode ser comparado à construção de uma casa. Uma casa construída com material resistente, boas ferramentas, estacas e tijolos firmemente colocados, resistirá melhor às ventanias e aos temporais. Outra casa, ainda que com o telhado e as portas bem colocados, não suportará o vento forte, se suas estacas e tijolos não estiverem solidamente fixados ao solo. Há casos, porém, de tempestades muito fortes, furacões, que abalam até mesmo as casas bem-construídas.

No surgimento dos transtornos mentais, podemos, então, considerar fatores que predispõem aos distúrbios (no exemplo, estacas e tijolos mal colocados) e fatores que os desencadeiam (no exemplo, o vento forte). Em alguns casos, o fator desencadeante é de tal intensidade que pode desequilibrar mesmo uma pessoa cuja personalidade foi bem-estruturada.

Cada pessoa traz consigo sua história de vida, predisposições, às quais vêm se somar situações de tensão, que decorrem dos intercâmbios nas relações afetivas, ou de situações de impedimentos, grandes dificuldades financeiras, violência ou outras. Em face da incapacidade de enfrentar essas situações de tensão, pode se desencadear o transtorno mental.

Juntam-se a isso fatores não totalmente conhecidos na origem dos transtornos mentais. Nessa área não há uma relação clara, direta, de causa e efeito.

Se o filho de uma pessoa que apresenta transtornos mentais vier a apresentá-los também, isso não significa que a origem deles seja, necessariamente, hereditária. As dificuldades dos pais influenciam seu relacionamento com o filho, propiciando experiências emocionais negativas, mas, seja qual for o peso da hereditariedade – e esta é uma questão não suficientemente conhecida até hoje –, o que se sabe é que as experiências emocionais, principalmente nos primeiros anos de vida da criança, são decisivas na determinação do padrão de sua personalidade. Experiências negativas, oriundas de um relacionamento muito tenso, ou muito frio, ou superprotetor, podem fazer com que, diante de maiores exigências ou perdas – morte, separação, crescimento dos filhos, perda da juventude ou de *status* –, seja desencadeado um transtorno.

A gravidez e o puerpério, por exemplo, podem ser fatores desencadeantes de transtorno mental na medida em que, para determinadas mulheres, assumir um filho pode representar – transitoriamente – uma exigência acima de seus recursos psíquicos.

Comumente, a pessoa busca um sentido, explicações para o que lhe acontece na vida. Quando ela não consegue resolver seus conflitos e manifesta um transtorno mental, ela também busca dar um sentido à experiência que está vivendo.

Estudos mostram que pessoas das classes mais desfavorecidas frequentemente localizam os transtornos mentais em seu corpo e os veem como um fato natural ou um acidente causado por fatores do ambiente, como excessivas exigências da família ou perda do emprego, por exemplo. É muito importante compreender que isso não acontece por ignorância, mas porque corresponde à visão de mundo dessas pessoas.

Entre os membros das classes favorecidas socioculturalmente, com maior nível de escolaridade e por isso mais habituados à observação, à análise de problemas, à atitude crítica, é esperado que possam se questionar, procurando compreender suas forças em conflito e, assim, possam mais facilmente aceitar procurar a ajuda de um psicólogo, psiquiatra ou psicanalista, se não estiverem

> **Os transtornos mentais ocorrem em todas as classes sociais, em todos os países, porém, o sentido que cada pessoa vai dar a essa experiência varia de acordo com suas referências, com sua biografia.**

conseguindo resolver seus conflitos sozinhos. O importante é buscar compreender – levando em conta as percepções e explicações da própria pessoa – de que maneira os transtornos surgiram para ela, que tem certas características, viveu em um dado ambiente e passou por determinadas experiências de vida.

Transtornos mentais e de comportamento

Toda pessoa deseja ser amada, bem-sucedida e viver em segurança, porém constantemente se defronta com situações que dificultam ou impedem que isso aconteça. Essa oposição gera conflitos – por exemplo, o jovem que detesta acordar cedo e é obrigado a fazê-lo diariamente para ir ao trabalho – que vão sendo administrados da maneira como conseguimos. Conflitos também ocorrem inconscientemente, no interior do próprio indivíduo, quando ele deseja fazer algo que sua consciência não aceita. Isso gera tensão, um grau de ansiedade que dependerá tanto do conflito como do indivíduo. Se ele tiver confiança em si mesmo e nos outros, não se sentirá tão ameaçado; se já foi exposto a outras situações de tensão e conseguiu lidar razoavelmente bem com elas, também terá mais êxito. No entanto, se ele não adquiriu confiança e segurança, se não teve muito êxito em ocasiões anteriores, sua capacidade de lidar com o conflito será menor.

Há pessoas que encontram soluções mais satisfatórias para seus conflitos. Essas soluções tanto são escolhidas por ele, deliberadamente, como se dão independentes de sua percepção e de seu controle (de forma inconsciente). Assim como apresentamos respostas fisiológicas, também lançamos mão de respostas psicológicas para nos defender e proteger. Essas respostas, inconscientes e automáticas, são os mecanismos de defesa. Por exemplo, ter muito sono quando a "barra fica pesada", brigar com um colega de trabalho depois de uma censura do chefe ou dizer que "não estava interessado mesmo" ao perder algo que desejava muito. Um dos exemplos mais conhecidos desses mecanismos é o da regressão: quando nasce um irmãozinho, a criança mais velha, diante da ansiedade gerada pelo medo de perder o amor da mãe, volta a chupar o dedo e a falar como bebê, ou seja, regride a uma fase em que percebia o amor da mãe como inteiramente dedicado a ela. Outro exemplo é o da pessoa adulta que, quando criança, foi muito gratificada cada vez que adoecia. Ela poderá repetir o mesmo movimento – adoecer seguidamente – na busca de gratificação. A vida decorre, portanto, de acordo com a maneira singular como cada pessoa consegue organizar-se psiquicamente, lançando mão de seus mecanismos psicológicos de defesa. Tais mecanismos, em si, não podem ser classificados como "sadios" ou "patológicos"; a qualidade e a intensidade deles é que vão acentuar os aspectos da personalidade.

Faz parte da vida sentir ansiedade, medo, desgosto, inveja, raiva. O problema é que, para muitas pessoas, é errado ter esses sentimentos, e elas não os aceitam em si mesmas; ocorre que negar seus sentimentos dificulta o contato consigo mesmo e com os outros. Em nosso trabalho, na enfermagem, podemos sentir medo de um cliente agressivo, irritação com aquele que reclama muito, ansiedade porque outro não melhora, etc. Em vez de sempre achar que "o outro está errado", é importante escutar-se: perceber e examinar as próprias vivências, expô-las quando possível (muitas vezes elas são comuns a várias pessoas) e discutir a respeito delas, para elaborá-las e viver melhor.

Todos nós apreciamos algumas de nossas características e rejeitamos outras. Encontrando alguém com um "defeito" semelhante ao nosso (por exemplo, falar muito, ou ter dificuldade em se expressar, estar constantemente "contando vantagem", ou ser muito impulsivo), podemos sentir irritação em relação a essa pessoa, por não percebermos a nossa identificação. À medida que conhecemos e aceitamos esses "defeitos" em nós mesmos, nos sentimos mais à vontade e também aceitamos melhor a maneira de ser dos outros.

Ninguém é completamente "sadio" ou completamente "doente", em termos psíquicos. Podemos imaginar que, se pudéssemos classificar todas as pessoas de acordo com seu grau de saúde mental, teríamos das mais sadias às mais doentes, passando por todos os níveis intermediários, e não seria possível definir o limite exato que as separa. Os indivíduos mais sadios são predominantemente criativos, independentes, cooperadores, produtivos, capazes de relaxar e se divertir. E conseguem aceitar, razoavelmente, tanto suas qualidades quanto suas limitações. Mas essa condição não é estável, ela varia de acordo com o momento, com as situações pelas quais as pessoas passam. Por exemplo, um indivíduo habitualmente independente e cooperador pode deixar de o ser às vésperas de uma prova importante ou quando perde uma pessoa querida.

Mesmo as pessoas mais amadurecidas têm fragilidades, "esquisitices", sobretudo nos momentos de maior tensão. Uma limita seus contatos sociais, outra limpa excessivamente a casa, uma terceira muda de humor sem que se entenda a razão, outra, ainda, faz constantemente projetos que não realiza, outra sofre acidentes frequentemente, e assim por diante. Pode ocorrer também que uma pessoa tenha sempre atitudes consideradas adequadas e, no entanto, isso não ser muito sadio, caso ela esteja copiando um modelo, em vez de ser autêntica e criativa. Por todas essas razões, não devemos falar em pessoas ou comportamentos "normais", dando a entender que os outros são anormais.

"Saúde mental" não se refere à ausência de doença, mas mais especialmente à qualidade de vida da pessoa, às possibilidades que ela tem de administrar melhor sua existência. Os transtornos mentais não são "doenças" como as outras. Apesar de poderem, às vezes, apresentar sintomas físicos, não são eles que predominam; esses transtornos se apresentam, principalmente, na maneira de perceber, pensar, sentir e agir da pessoa.

A Reforma Psiquiátrica Brasileira propõe que o trabalho não seja centrado nos sintomas, mas na história de vida, na "experiência-sofrimento" da pessoa. Interessa compreender por que o problema assumiu determinadas formas de expressão na vida de determinada pessoa. É impossível, nesse contexto, separar o sofrimento da existência. Os conhecimentos da psiquiatria fazem parte desse movimento.

> **Não há uma única maneira certa de viver, um modelo ao qual todos devem adaptar-se.**

A proposta deste livro é auxiliar a equipe de enfermagem a conhecer melhor e a prestar melhores cuidados a pessoas em sua existência-sofrimento. Muitas vezes, os cursos na área de enfermagem trabalham a Enfermagem Psiquiátrica em sala de aula enfatizando as patologias, os transtornos. Ocorre que, entre dez pessoas com o diagnóstico de esquizofrenia, por exemplo, encontraremos dez pessoas diferentes, com histórias de vida diversas e aspectos variados no seu adoecer. Assim, no capítulo "O cuidado e a enfermagem na equipe de saúde", não vamos propor "cuidados de enfermagem na esquizofrenia", por exemplo, mas indicações sobre como ajudar as pessoas a cuidarem-se mais, a moverem-se em direção a uma existência mais satisfatória, a produzirem mais "vida" em sua vida.

A neurologia trata dos problemas orgânicos do sistema nervoso; a psiquiatria, mesmo quando eventualmente lida com problemas orgânicos, trata de sua dimensão psicológica. Assim, neste livro, não abordamos os problemas que não são psiquiátricos.

As pessoas que apresentam transtornos mentais

Algumas pessoas procuram atendimento de saúde mental porque percebem que lhe estão acontecendo coisas que elas não conseguem controlar; sua maneira de sentir, perceber, pensar ou agir está estranha. Outras não se consideram doentes, porém, a família percebe que elas não estão bem e a encaminham a um serviço. Algumas têm uma conduta agressiva e são levadas a um atendimento de emergência. Para muitas delas, apresentar um transtorno mental significa não ter mais nenhuma capacidade – de pensar, de tomar decisões, de ter responsabilidade, de funcionar com autonomia. Afinal, é assim que o "louco", o "doente mental" sempre foi visto. É comum essas pessoas adotarem atitudes submissas, dando respostas do tipo "o senhor é quem sabe, doutor", ou "os enfermeiros é que são os responsáveis"; o tratamento oferecido aos pacientes nos hospitais psiquiátricos quase sempre favoreceu esse tipo de postura. O extremo oposto é se rebelar, entrar em agitação e chegar ao serviço de emergência contido, trazido pelo Corpo de Bombeiros. De acordo com suas características, essas pessoas vão apresentar vários tipos de comportamento: uma se mostra exaltada, se considera poderosa, alguém a quem os outros devem obedecer; outra é retraída, desconfiada, pensa que está sendo perseguida; uma terceira se apresenta muito triste, acredita que não serve para nada, que é um fardo para a família.

Durante muito tempo, as pessoas que apresentavam transtornos mentais foram consideradas "malucas", "doidas"; nada do que diziam era digno de crédito, e ficava-se de sobreaviso em relação à sua agressividade. Era como se elas tivessem uma natureza diferente; como se houvesse uma dicotomia, uma imensa separação entre duas categorias: a dos loucos irrecuperáveis, de um lado, e a dos absolutamente sadios – nós – do outro. Esse preconceito diminuiu muito, mas ainda existe, tanto de forma explícita quanto de forma mais sutil, fora e até mesmo dentro das instituições.

A questão é complexa. As pessoas com transtornos mentais podem melhorar, ou ser reabilitadas. Mas, se sofrerem discriminação, marginalização, sendo submetidas a uma internação prolongada e inadequada, se perderem seus direitos de cidadania, podem tornar-se "crônicas", com menor possibilidade de recuperação.

Se pretendemos ajudá-las, é importante considerá-las integralmente, compreendendo que elas apresentam tanto dificuldades, ou sintomas, como capacidades. Por exemplo, uma está delirando, mas aceita um convite para uma oficina de música; enquanto participa da atividade, se mostra menos delirante. Estimular e valorizar as capacidades, as habilidades, para que as pessoas encontrem maneiras de viver que lhes tragam maior satisfação, maior autenticidade, é um dos pontos fundamentais do trabalho nessa área.

Aqui o trabalho da enfermagem é diferente das outras áreas, em que se *sabe* de antemão o que deve ser feito. Na saúde mental, não se trata de "cuidar de doentes", decidindo o que é melhor para eles, o que devem fazer ou não. Nessa área, é preciso sair do lugar daquele que sabe e, mantendo uma presença implicada, chegar tão perto quanto o usuário permita, colocando-se ao lado dele, escutando o saber dele, respeitando o que ele é.

Sobre a prevenção em saúde mental

Como já foi abordado anteriormente, em relação à saúde mental, a questão da prevenção é extremamente complexa. Não há uma "vacina" que garanta a imunidade aos transtornos mentais. Nessa área, causa e efeito não têm relação direta. Se, por exemplo, pais bem-intencionados quisessem afastar seu filho de todo sofrimento, eles não estariam contribuindo para sua saúde mental, mas, ao contrário, iriam fragilizá-lo, não o estariam preparando para a vida.

O convívio diário com a violência, a miséria, a injustiça, o desemprego, o desrespeito à cidadania, como ocorre em nosso país, é algo que nos agride, é motivo de ansiedade. Ainda assim, a supressão desses fatores não garantiria a saúde mental da população. Sabemos que nos países onde esses fatores são mínimos também ocorrem transtornos mentais, porque, além das causas externas, existem os fatores do mundo interior da pessoa.

Seria equivocado estabelecer medidas preventivas que, partindo da ideia de que há uma maneira normal de viver, de reagir, pretendessem identificar os possíveis "desviantes" para "trata-los", no sentido de normatizá-los. Não há um modelo de saúde mental. É importante aceitar as diferenças e a singularidade. Cada pessoa tem seu jeito de viver, seus mecanismos para resolver as dificuldades, suas "esquisitices", e não nos cabe, de fora, julgar se uma maneira é melhor ou pior do que outra. Mas, se não for possível evitar os fatores de risco, é importante aumentar os fatores de proteção. Entende-se que medidas protetoras nesta área incluem:

- oferecer atividades que propiciem o autoconhecimento – grupos de adolescentes, de pais, de gestantes, de idosos – e auxiliem a pessoa a perceber melhor o que está sentindo, bem como permitam que ela partilhe – com pessoas que estão vivendo a mesma situação – aquilo que está ocorrendo com ela. Isso a ajuda a atravessar as fases de dificuldade, além de torná-la mais capaz de detectar precocemente questões que demandem a ajuda de um profissional;
- criar redes de proteção, enfatizando a aceitação das diferenças e o estímulo à solidariedade;
- oferecer um acesso mais fácil, mais rápido e mais acessível a quem necessite de auxílio na área de saúde mental, nos vários dispositivos tratados no capítulo "As novas diretrizes: Reforma Psiquiátrica Brasileira".

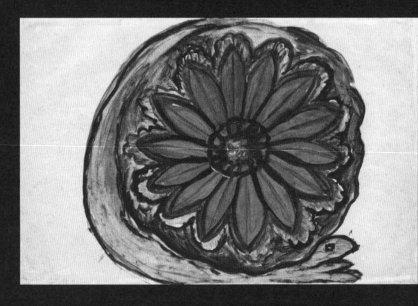

Óleo sobre papel – 39,7 × 58,1 cm (19/7/1966)

Adelina Gomes (1916-1984)

Começou a frequentar o ateliê de pintura e modelagem em 1946. Trabalhando com o barro, modelou figuras que impressionam pela semelhança com imagens do período Neolítico. Na pintura, é possível identificar as metamorfoses da mulher em vegetal, animal e mineral.

O cuidado e a enfermagem na equipe de saúde[1]

Dificuldades e sofrimento na área da saúde mental estão presentes, em maior ou menor grau, na vida de todas as pessoas. Quando o nível dessas dificuldades é maior do que a possibilidade da pessoa lidar com elas (usando seus mecanismos conscientes e inconscientes), pode apresentar alterações na sua maneira de perceber, pensar, sentir ou agir. Podemos encontrar na família, na rua, no ônibus, no hospital geral, no Centro de Atenção Psicossocial (CAPS) ou na unidade psiquiátrica, pessoas que apresentam essas alterações.

Há algum tempo, quem apresentasse problemas dessa ordem precisava de tratamento e muitas vezes era internado em hospital psiquiátrico, habitualmente um ambiente muito empobrecido, muito sem vida, sem cuidado. Constatando-se, ao longo de décadas, o efeito prejudicial da exclusão, do isolamento e da internação prolongada – muitas vezes "internação perpétua" –, com uso excessivo de medicamentos e falta de estímulo para que o paciente exercitasse suas potencialidades, impôs-se uma reestruturação da assistência, conforme tratado no capítulo "Da psiquiatria à saúde mental" e, sobretudo, no capítulo "As novas diretrizes: Reforma Psiquiátrica Brasileira".

Hoje, no Brasil, o número de pessoas internadas diminuiu muito, pois elas estão sendo acompanhadas em serviços extra-hospitalares: pela Estratégia da Saúde da Família, nos Consultórios na Rua, nos postos de saúde, nos CAPS, ou seja, permanecendo em casa, na comunidade. Se, em

---

[1] Este capítulo é dedicado a Rosangela Santos, uma enfermeira garrida, inspirada, que sempre encontra uma maneira de chegar perto do usuário; e sempre acerta – em situações habituais ou difíceis, inusitadas –, agindo de maneira por vezes inesperada, surpreendente, mas sempre cuidadosa. Também é dedicado a Cristina Loyola, brilhante líder da enfermagem brasileira na área da saúde mental. Dona de um extenso currículo, Cristina envolveu-se profundamente com as formas de cuidar. Esta homenagem é oferecida a ela por sua criatividade, inteligência, humor; por sua paixão pela vida e por Guimarães Rosa; por seu trabalho constante a favor de novas e melhores formas de cuidar e ser cuidado.

> **De uma abordagem biomédica, passou-se a uma abordagem psicossocial. Ao tratamento, somou-se o cuidado.**

último caso, em situações de crise, houver necessidade de internação, esta deverá durar o tempo mínimo e ocorrerá preferencialmente em unidades pequenas, no hospital geral.

Lembramos que desinstitucionalização – ponto-chave da Reforma Psiquiátrica Brasileira – não significa simplesmente a substituição do hospital por atendimento externo; exige também a transformação das práticas. Na atenção psicossocial, a maior parte das atividades do cuidado – o caminhar em direção a uma vida mais autônoma, o enriquecer-se com as diferenças, o acolhimento, a escuta, os atendimentos individuais ou em grupo, as oficinas, as visitas domiciliares – é da competência de toda a equipe (obviamente, aí incluídos todos os membros da equipe de enfermagem).

A ênfase à equipe, no trabalho da atenção psicossocial, obviamente leva em conta o diploma de cada um, mas também a possibilidade terapêutica, o papel terapêutico que cada um pode assumir, no contato com o usuário, num percurso em busca de sociabilidade, de uma melhor qualidade de vida. É interessante que o usuário também escolhe de quem se aproxima, nesse trabalho menos formal.

Na saúde mental é importante a superação das relações verticais entre os profissionais e entre profissionais e usuários. A equipe interdisciplinar, com saberes que dialogam, em relações mais horizontais, vai escolher os caminhos, discutindo em reunião. Todos são técnicos, clínicos. Não se pode contar somente com um profissional; as situações de crise são um desafio, chamando cada um para acrescentar, trazendo seu saber, sua sensibilidade e sua prática profissional. Quando os profissionais não se fecham na atitude de "este é o meu pedaço", mas compartilham, todos crescem; é fundamental que eles consigam se articular para realizar esse trabalho. Como disse Benilton Bezerra em uma palestra, "Equipe não é arquipélago nem gelatina", é preciso encontrar o ponto.

O CUIDADO E A ENFERMAGEM NA EQUIPE DE SAÚDE[1]

A enfermagem não vai aguardar solicitação para participar e trazer suas observações ou questionamentos na equipe. Ela *faz parte* da equipe. É perguntando, acrescentando, participando, fazendo bons registros no prontuário que seu trabalho vai ser conhecido.

Nessa área, como já foi dito, os pacientes são chamados de *usuários* e todos os profissionais são chamados de *técnicos* (termos escolhidos em um encontro em Santos, SP, em 1993, que reuniu usuários, familiares e técnicos).

Um aspecto importante do trabalho diz respeito à realização de reuniões com usuários (de grupo operativo, assembleia ou outras). Aquele que não fala, por exemplo, tanto pode ser respeitado na sua dificuldade, como pode ser estimulado, desde que sem insistência; de qualquer maneira, sua presença já é valorizada como uma forma de participação e ele aproveita o que os outros dizem (às vezes balançando a cabeça, ou olhando com atenção, por exemplo). O enfermeiro e o técnico de enfermagem são presenças valiosas nessas reuniões, trazendo assuntos do interesse do grupo, dando sua opinião na discussão ou reafirmando as regras do convívio.

O efeito das reuniões com os usuários se faz sentir no cotidiano e pode facilitar muito o trabalho da enfermagem. Por exemplo: ao se discutir na reunião uma situação difícil de um usuário que reclama e faz xingamentos, perturbando os demais, os outros talvez possam compreender que não se trata de grosseria, e sim de uma dificuldade (e um dos que reclamam talvez possa lembrar que já passou por uma fase semelhante...). A partir daí é possível que alguns entendam a importância de fazer uma aproximação discreta e amigável com esse usuário, de forma a propiciar-lhe melhor entrosamento no grupo, o que resultará, possivelmente, na redução dos xingamentos. Outro usuário, que tenta constantemente impor sua vontade, poderá, na reunião, ouvir o que pensam e solicitam os colegas a respeito de suas atitudes e talvez

> No trabalho em saúde mental, não interessa somente lutar contra os problemas; o mais importante é mobilizar as forças de vida.

isso faça efeito, nem que seja por alguns momentos (uma crítica de um "grupo de iguais" costuma ser mais bem aceita).

Os usuários da saúde mental têm questões que englobam família, habitação, profissão/trabalho (emprego, questões trabalhistas), por vezes necessidade de providenciar documento de identidade, cartão de INSS, questões relativas a Justiça, entre outros. O atendimento de serviço social muitas vezes é amplo, incluindo a participação de vários componentes da equipe multiprofissional e interdisciplinar (o que não significa somar várias partes, mas fazer junto). Assim, "a assistente social, nessa área, precisa estar pronta para investigar o que há de essencial nas situações sociais que se apresentam, ouvindo os usuários com atenção em suas questões, orientando-os quanto a seus direitos, sem desrespeitar suas vontades, seus desejos e trabalhando sempre em prol de sua autonomia".[2]

A atenção à família é muito importante. Pode ser difícil, pesado, ter um usuário da saúde mental na família. É preciso auxiliá-la a compreender e a conviver com o usuário que agora permanece em casa (frequentando o CAPS se necessário, mas não sendo mais internado), ouvindo-a (nas demandas, nas dúvidas, nas queixas, se necessário), diminuindo a sobrecarga, o sofrimento, a incompreensão e por vezes até a rejeição em relação ao usuário. Portanto, é importante que os profissionais, desde os primeiros encontros, se aliem aos familiares cuidadores – seja a mãe, o companheiro, a filha, ou até uma vizinha, etc. –, ajudando-os a cuidarem do usuário e de si mesmos.

As reuniões de família são fundamentais, pois geralmente os problemas na área da saúde mental envolvem as relações familiares. Quando estas são tensas – comparemos com uma corrente submetida a pressão –, o elo mais frágil rebenta. Quando não há alguma forma de atenção à família – portanto, não sendo trabalhadas as relações e as dificuldades familiares –, o acompanhamento do usuário pode tornar-se mais difícil, pois a família não estará preparada para acompanhá-lo. Às vezes a família não está presente, os

---

[2] Cristiane da Silva Santos, assistente social do Instituto Municipal Philippe Pinel, no Rio de Janeiro.

O CUIDADO E A ENFERMAGEM NA EQUIPE DE SAÚDE1

vínculos se esgarçaram, sendo necessário contatá-la muito delicadamente, a fim de ajudá-la a retomar o convívio com o usuário. Outras vezes, a família está cansada, agressiva, exausta no lidar com uma pessoa em crise; assim, precisa ser ouvida; culpabilizá-la não é uma solução; é preciso começar a construir algo diferente.

Há situações, no entanto, que exigem a intervenção da Justiça: usuárias que chegam após espancamento, crianças que vivem em situação de abandono, pessoas ameaçadas por traficantes; nesses casos, o serviço social fará contato com programa de proteção à mulher, conselho tutelar ou outros.

Da atenção à família – individual ou em grupo – participam a assistente social e outros membros da equipe, pois todos costumam ter contato com os familiares. A enfermagem também participa, pois às vezes tem um contato privilegiado com a família e pode observar a relação entre ela e o usuário, ouvindo informações da família ou transmitindo para esta a proposta da equipe. É importante relatar no prontuário, passar para a equipe as informações dos familiares, as perguntas e comentários feitos.

Há muito tempo se observava o efeito negativo da falta de atividade entre os pacientes dos serviços psiquiátricos. Sem dúvida, não faz bem a ninguém passar o dia sem expectativas, sem espaço para algo novo (como ocorria em muitos hospitais, onde a única coisa a fazer era esperar a hora da medicação e das refeições). Hoje, considera-se o funcionamento das oficinas um aspecto importante do cuidado em saúde mental, não porque simplesmente ocupe os usuários, mas porque lhes dá oportunidade de criar. É um campo de conhecimento e intervenção que trabalha com técnicas que estimulam a autonomia – a autonomia até onde é possível, para cada usuário –, a criatividade e a participação na vida social.

O que conta, na atividade, é que eles possam assumir outros papéis, além de "paciente", e que possam realizar atividades que tenham sentido para eles; enquanto um gosta de colorir desenhos já impressos, outro prefere desenhar livremente e um terceiro acha que desenhar "é coisa de criança"; há mulheres que gostam de fazer bijuteria ou de cuidar do cabelo, outras gostam de jogar bola; já a música, em geral, agrada a todos (muitas vezes não há recursos para adquirir instrumentos, mas não é difícil construir instrumentos de percussão para acompanhar o grupo que canta). As comemorações e festas também costumam agradar a quase todos, e as oportunidades são muitas: aniversários, Carnaval, Páscoa, São João, festa da Primavera, Natal, Ano-Novo e outros tantos motivos que podem surgir. Mas, atenção, o importante não é oferecer uma festa pronta, e sim fazer junto: organizar, decorar o local; um momento importante é se arrumarem para a festa (é positivo ter, nos serviços, roupas de doação, chapéus, adereços, para todos se enfeitarem nos dias de festa). Também é importante respeitar aqueles que, por algum motivo, nem sempre verbalizado, não querem participar.

Contar com um pátio arborizado onde os usuários possam correr, jogar futebol, tomar sol – ou dedicar-se ao ócio – é muito favorável. Percebe-se que nos dias de chuva, quando ficam andando pelos corredores, os desencontros, esbarrões e eventuais agressões aumentam.

A terapeuta ocupacional "é um membro precioso na equipe. Ela tem nas atividades humanas seu recurso terapêutico mais importante; atividades ligadas ao cotidiano de cada pessoa: o trabalho, as artes, os afazeres mais diversos. Na terapia ocupacional (TO) cada atividade é singular, vital mesmo, significativa para cada sujeito".[3]

Outro membro importante da equipe é a musicoterapeuta:

> Na clínica, experimentamos o quanto a música, com seus diferentes elementos e formas, possibilita a expressão: muitas vezes, aquilo que não é possível acessar pela palavra propriamente dita. Na musicoterapia, o que interessa não é a música da preferência da musicoterapeuta, ou que ela toque para os usuários... mas que de alguma forma os elementos musicais toquem as pessoas, possibilitem uma abertura, uma brecha. E então, a musicoterapeuta recebe o que daí vier... A música como

---

[3] Lisete Vaz, terapeuta ocupacional, professora de terapia ocupacional da Universidade Federal do Rio de Janeiro (UFRJ).

possibilidade de laço, lazer, entretenimento é uma coisa. A musicoterapia é outra: o que interessa é que o usuário possa fazer a *sua* música, seja cantando uma melodia, um trecho, improvisando. Ou usando uma melodia conhecida para incluir sua letra... É a música (muitas vezes nem tão estruturada) na forma como cada um pode dela se valer. Dizemos que na musicoterapia é o fazer musical do usuário que importa. Quando a musicoterapeuta toca, é para favorecer que a "música" do usuário possa aparecer. É um trabalho delicado e sutil; pode-se dizer, até, cirúrgico.[4]

A realização de oficinas pode ser enriquecida com a participação de figuras que habitualmente não faziam parte dela, como o artesão, o professor de dança ou de yoga, o estagiário do curso de Direito ou outro (profissional, residente ou estagiário), permitindo que se ofereça aos usuários a oportunidade de exercitar maneiras novas, criativas de se expressar – por meio de modelagem, fotografia, esporte, teatro, etc. –, bem como de decidir o que quer fazer (ou de em alguns dias não fazer nada), de se relacionar com os outros e compartilhar materiais.

É importante responsabilizar-se por algo que se goste de fazer, sendo então mais prazeroso para quem coordena e para quem participa. A enfermagem tanto pode participar das oficinas já programadas como pode tomar a iniciativa de promover outras: oficina de saúde, de cidadania, de poesia, passeio na praça, etc. Os momentos de saída, de estar na rua, na praça, na praia, em eventos são especialmente interessantes para observação e contato: o usuário pode colocar-se de modo diferente, fazer comentários inesperados... É interessante estar atento. Alguns técnicos de enfermagem são muito hábeis em organizar atividades esportivas, jogos de salão, passeios e encontros musicais.

---

4   Kelly Adriane de Campos, musicoterapeuta do Instituto Municipal Philippe Pinel, autora da monografia *A canção que deflagra o som, todo som que a palavra tem*, apresentada na Residência Multiprofissional da prefeitura do Rio de Janeiro.

Na medida do possível, é recomendável propor uma diversidade de atividades para que o usuário possa escolher – exercendo sua autonomia – as que melhor se adaptam ao seu estilo de vida. Um cliente da zona rural, por exemplo, pode sentir-se mais à vontade, inicialmente, cuidando de uma horta. Uma dona de casa pode preferir inicialmente uma oficina de costura. Talvez mais tarde eles participem de uma oficina de poesia ou de um grupo de teatro. O importante é que a atividade proposta tenha um sentido para a pessoa e desperte seu interesse.

Ainda que alguns usuários tenham demonstrado excepcional talento – como Fernando Diniz, Bispo do Rosário, Maria do Socorro Santos, entre outros –, o que conta, na oficina, não é o que produzem – um desenho bonito, o canto afinado –, mas como e com que sentido o fazem. O efeito da terapia pela atividade não ocorre somente durante a atividade, mas também antes, nos preparativos, e depois, graças às relações criadas (por exemplo, o preparo de uma oficina de culinária implica escolher o cardápio, comprar os ingredientes e, depois de preparados os quitutes, comer e comemorar; e nos dias seguintes ainda comentar, trocar receitas, etc.).

É melhor que essas atividades não sejam oferecidas prontas; é mais produtivo estimular a iniciativa e a criatividade dos usuários. Por exemplo, em um CAPS eles solicitaram uma "oficina de saúde", que a enfermeira coordenou, discutindo e atendendo às demandas sobre diversas questões referentes aos cuidados com a saúde. Outra experiência interessante, realizada no Instituto de Psiquiatria da Universidade Federal do Rio de Janeiro, foi a demanda por uma "oficina de sexualidade", que foi realizada por uma assistente social e um enfermeiro, tratando de sexualidade, doenças sexualmente transmissíveis, sexo seguro, uso de preservativos, com grande interesse dos participantes. Cabe destacar que é muito produtivo o compartilhamento, as trocas que ocorrem quando a oficina é realizada por dois técnicos com formação diferente.

Há momentos em que os usuários não querem fazer nada. Eles não são obrigados a estar em atividade todo o tempo e o fundamental não é que estejam fazendo algo; acompanhá-los no ócio também pode ser um momento interessante, no qual podem surgir confidências, questionamentos. Mesmo quando "não se está fazendo nada", alguma coisa pode estar acontecendo. Às vezes, esta é uma situação difícil para alguns profissionais, pois eles têm a sensação de não estar trabalhando. Uma situação especial é a das pessoas que gostam de limpar, varrer, arrumar. Elas podem ter a oportunidade de exercer tais atividades, porém não se deve permitir que isso venha a substituir o serviço de limpeza da instituição. É preciso, nesses casos, avaliar a conveniência dessa atividade para o usuário.

Outro participante da equipe é o psicólogo, ao qual por vezes o usuário traz sua demanda mais claramente, outras vezes não. Não há rotinas rígidas a seguir nesse trabalho, quando se visa ajudá-los a aumentar o autoconhecimento, a autonomia, a autoestima, a viver com mais possibilidades, mais experiências, mais relações com as pessoas e as coisas. "O trabalho do psicólogo na equipe de saúde mental consiste na disponibilidade empática para acolher, dar suporte e compreender o sofrimento de um usuário e sua família. A partir desta compreensão, tecida junto com a equipe, é planejar e viabilizar a construção ou revitalização de potências e redes múltiplas de cuidado, expansão e suporte."[5]

A equipe inclui também estagiários das várias áreas que vão procurar uma forma de aproximar-se para oferecer o cuidado; não há receita, não há protocolo nesse sentido. Acolher não é receber e avaliar um usuário rapidamente, como numa triagem; é uma postura de receptividade e disponibilidade para escutá-lo em sua demanda. No acolhimento, muitas vezes, é remanejada a demanda inicial; um usuário que veio somente "pegar a receita" ou receber orientações aceita conversar e compartilhar das decisões quando sente que é bem acolhido. O acolher não se faz com pressa nem visa encontrar soluções práticas; ele implica compartilhamento.

Outros agentes também são fundamentais e fazem parte da equipe, atuando mais – ou menos – diretamente com os usuários, sejam

---

[5]   Maria Clara Guimarães, psicóloga do Instituto Municipal Philippe Pinel, Rio de Janeiro.

administrativos, da manutenção, da limpeza, da farmácia, da nutrição (importante em relação às dietas, mas procuradíssima no dia em que o cardápio tem dobradinha e alguns querem negociar a troca por ovo), incluindo também a médica clínica, os estagiários e seus supervisores.

No serviço de saúde mental, um fator importante é o ambiente. Isso se refere tanto aos aspectos físicos – pois num lugar feio, sujo, cheirando mal, ninguém se sente bem – como, acima de tudo, aos aspectos psicossociais – um ambiente que procure potencializar recursos pessoais e facilitar apoios socioafetivos. O ambiente de um local de cuidado em saúde mental tem de ser um ambiente da delicadeza. Como já dizia o Profeta, "Gentileza gera gentileza".

Por meio do exercício da cidadania (passar a se perceber como alguém cuja opinião conta), do contato entre homens e mulheres, jovens ou idosos, do respeito às normas comunitárias, da participação em atividades, de reuniões de convivência, reuniões de grupo operativo (ou outras) e do relacionamento com os membros da equipe, o usuário terá oportunidade de corrigir distorções em sua percepção de si mesmo e dos outros, de participar de discussões que se referem à sua vida e à dos demais e assumir responsabilidades pelo seu próprio bem-estar e o dos outros. Para isso, é fundamental que a equipe abandone o papel paternalista de sempre "saber o que é melhor" para o usuário, estimulando-o a participar das decisões. O que se busca, no acompanhamento de um usuário, é que ele se estabilize e que, estimulado em sua singularidade e sua autonomia, encontre formas mais satisfatórias de viver.

Um serviço bem-ordenado, estável, com tudo definido, no qual imperam normas e rotinas (por exemplo, atividades determinadas em horários fixos, como era rotina nos antigos hospitais psiquiátricos: banho às 5 horas da manhã – porque, na divisão de tarefas da enfermagem, o banho competia à equipe da noite –; café já servido com leite e açúcar, mesmo que a pessoa não gostasse de leite ou de açúcar; encerramento do horário de televisão às 22 horas, mesmo que o jogo de futebol estivesse pela metade, etc.), hoje é percebido como extremamente empobrecedor, inaceitável.

O CUIDADO E A ENFERMAGEM NA EQUIPE DE SAÚDE1

Com a atenção psicossocial, ao contrário, o que se busca é uma instituição em transformação, viva, criativa, dinâmica, que ofereça possibilidade de trocas sociais, de estabelecimento de laços. Conhecendo a situação de vida do usuário, seu sofrimento e sua vulnerabilidade, a equipe (com participação de todos, incluindo o usuário e a família) discute em conjunto o processo diagnóstico e as várias estratégias terapêuticas no cuidado, inclusive a alta, estabelecendo o projeto terapêutico singular (PTS), um plano de trabalho que leva em conta a singularidade de cada usuário.

O psiquiatra é o profissional que vai estabelecer o diagnóstico nosológico e a farmacoterapia, inseridos no programa singular de intervenção. É também o profissional que possui o mandato legal para as decisões de caráter especificamente médico, como hospitalizações, procedimentos diagnósticos biofísicos, prescrições medicamentosas e altas médicas.[6]

Antigamente, as doenças psiquiátricas eram classificadas basicamente em psicose e neurose. A partir da CID (Classificação Internacional das Doenças) 10 e do DSM (Manual de Diagnóstico e Estatística de Transtornos Mentais da Associação Americana de Psiquiatria) III, isso mudou, para um maior detalhamento de categorias de transtornos mentais e de comportamento. Atualmente o DSM está em sua quinta revisão, DSM V. O diagnóstico nosológico, de acordo com a CID, é feito a partir da "avaliação do conjunto de sintomas ou comportamentos clinicamente reconhecível, associado, na maioria dos casos, a sofrimento e interferência com funções pessoais". A palavra transtorno é usada, na CID-10, para indicar esse conjunto de sintomas ou comportamentos. A CID permite a padronização da nomenclatura, facilitando na comunicação de internações involuntárias e altas ao Ministério Público, em atestados, documentos para a Previdência Social, assim como para pesquisas ou estatísticas, além de facilitar a comunicação entre profissionais (no exterior, em outra língua especialmente).

---

[6] A respeito do conjunto de informações sobre farmacoterapia, foi de extrema importância a colaboração de Fernando Ramos, psiquiatra do Instituto Municipal Philippe Pinel, Rio de Janeiro, a quem presto meus agradecimentos.

A terapia medicamentosa ou farmacoterapia dos problemas ou transtornos mentais, também conhecida como psicofarmacoterapia, é a estratégia terapêutica que emprega substâncias psicotrópicas. Psicotrópicos são as substâncias que, modificando o funcionamento do Sistema Nervoso Central (SNC), produzem alterações na experiência subjetiva ou no comportamento. Os psicotrópicos podem ser usados como medicamentos (cuja finalidade é estritamente terapêutica – os chamados psicofármacos); como substâncias "aprimoradoras" ou "cosméticas" (em que o objetivo é melhorar o desempenho cognitivo ou reduzir o sofrimento comum, e não para tratar uma patologia); e como drogas "recreativas" (com as quais se busca a obtenção do prazer, sendo frequentemente usadas de forma abusiva). Alguns psicotrópicos podem ser usados com mais de uma finalidade, sendo sua função definida pelo contexto de uso.

Naturalmente, no campo da saúde mental, os psicotrópicos são empregados exclusivamente por sua função terapêutica. Tais medicamentos – os psicofármacos – são capazes de produzir efeitos favoráveis quando se está diante de alterações patológicas da vida mental ou do comportamento social. A ação terapêutica desses medicamentos psicoativos ocorre por meio de modificações na função dos diversos sistemas neurotransmissores existentes no SNC. Dessa forma, os psicofármacos podem produzir alterações positivas nas percepções, pensamentos, atitudes, motivações, afetos e humor das pessoas tratadas, sobretudo nos últimos três itens, porém não estão livres de efeitos adversos.

Esses efeitos positivos e, eventualmente, negativos, são possíveis em razão da alta *plasticidade* apresentada pelo SNC, a qual permite modificações funcionais e estruturais tanto no curto, quanto no médio e longo prazos. A plasticidade do SNC possibilita não apenas os efeitos dos psicofármacos, mas também os resultados das demais estratégias terapêuticas de base psicossocial.

Os transtornos mentais não têm vida própria; seu percurso vai depender do tratamento oferecido. O uso da medicação possibilita modificações favoráveis, porém não uma cura completa. Observe-se que um episódio depressivo comum pode ser completamente revertido; mas não fica afastada a

O CUIDADO E A ENFERMAGEM NA EQUIPE DE SAÚDE[1]

possibilidade de, se a medicação for interrompida, o episódio se repetir. Da mesma forma, um episódio psicótico esquizofrênico tende a melhorar com o uso da medicação, mas, em geral, mesmo com o uso contínuo, persistem sintomas residuais. O que significa que o tratamento deve ser contínuo, possivelmente com a manutenção da medicação específica.

A utilização da medicação deve ser individualizada, após avaliação médica do usuário com a colaboração da equipe, considerando a possibilidade de comorbidades que também precisem ser tratadas, e incluindo uma informação detalhada sobre o uso prévio de medicamentos, tanto em termos de resposta terapêutica quanto de sensibilidade aos efeitos adversos.

O uso da farmacoterapia pode ser sintomático, atuando sobre sintomas específicos, ou sindrômico, atuando sobre um conjunto de sintomas, quando se espera uma melhora mais abrangente. A decisão do psiquiatra é específica em dois sentidos, procurando maximizar benefícios e minimizar riscos:

- maiores benefícios sobre os sintomas ou síndromes;
- menores riscos em termos de reações e efeitos adversos.

Nas decisões sobre a medicação, o usuário deve ser incluído como um dos principais protagonistas na busca de uma estratégia singular de ação; uma vez que, para cada usuário, alguns medicamentos podem ser mais efetivos, mais seguros e mais aceitáveis do que outros.

Por exemplo, uma pessoa que chegue ao setor de emergência apresentando um ataque de pânico será medicada com um ansiolítico clássico – benzodiazepínico – oral ou eventualmente injetável, visando a um efeito específico, sintomático, imediato. Os benzodiazepínicos agem sobre um receptor específico de um neurotransmissor específico. Agem rapidamente: em pouco tempo o paciente já está sentindo efeito de relaxamento, diminuição da ansiedade. Esses medicamentos têm seu mecanismo de ação conhecido, há uma relação mais imediata entre sua ação farmacológica e o efeito terapêutico desejado. Resolvida a situação emergencial, se houver outras crises de pânico, então será introduzido um medicamento com perfil antidepressivo-ansiolítico, visando a um tratamento sindrômico mais abrangente.

Os psicoestimulantes, como o metilfenidato (Ritalina), do mesmo modo que os ansiolíticos benzodiazepínicos, também têm seu mecanismo de ação conhecido e um resultado terapêutico relativamente rápido, atuando por meio da liberação de catecolaminas, que são neurotransmissores ativadores.

Desse modo, tanto os ansiolíticos clássicos benzodiazepínicos quanto os psicoestimulantes são medicamentos de uso basicamente paliativo, cujos mecanismos de ação são bem conhecidos e cujos efeitos apresentam um início imediato ou rápido de ação.

Vale também lembrar que preocupações, medos, perdas, ansiedade, desamparo fazem parte da vida. Atualmente, com certa facilidade, as pessoas buscam medicamentos com a finalidade de abortar o sofrimento cotidiano, em vez de viver essas emoções; é o chamado efeito *cosmético*. Mas quando há um grau intenso e persistente de ansiedade, que pode ocorrer a partir de fatores externos ou internos, provocando interferência na vida diária, num nível propriamente patológico, é indicada a prescrição de ansiolíticos.

Os primeiros ansiolíticos benzodiazepínicos, com a capacidade de diminuir a ansiedade de forma rápida, eficiente e relativamente segura, como o clordiazepóxido (Librium®) e o diazepam (Valium®), foram introduzidos nos anos 1960. Atualmente também incluem-se nesse grupo – e são bastante usados – o clonazepam (Rivotril®), o lorazepam (Lorax®), o alprazolam (Frontal®) e o bromazepam (Lexotan®). O clonazepam, sobretudo, tornou-se no Brasil um medicamento extremamente popular e até sujeito ao uso abusivo. Na estabilização dos ataques de pânico, as benzodiazepinas mais usadas são o alprazolam e o clonazepam.

Entre os diversos benzodiazepínicos hipnóticos (medicamentos indutores do sono), os mais utilizados são o flunitrazepam (Rohypnol®), o flurazepam (Dalmadorm®) e o midazolam (Dormonid®). Esses medicamentos compartilham o mesmo mecanismo de ação que os demais benzodiazepínicos utilizados como ansiolíticos, porém, por possuírem uma alta potência, uma absorção oral rápida e uma duração de efeito curta, tornam-se particularmente úteis para o tratamento sintomático da insônia.

Recentemente, medicamentos pertencentes a outra categoria química – as imidazopiridinas –, mas que possuem o mesmo mecanismo de ação dos benzodiazepínicos, têm sido empregados como hipnóticos, particularmente o zolpidem (Stilnox®) e o zopiclone (Imovane®). Os hipnóticos – benzodiazepínicos ou não – são bastante usados no hospital geral, uma vez que o estresse, a ansiedade reativa e a dor, frequentemente vivenciados nesse contexto, costumam interferir significativamente no sono. As benzodiazepinas produzem, portanto, efeitos sedativos, ansiolíticos e hipnóticos. É importante que o usuário esteja informado sobre a ação dos medicamentos, tirando eventuais dúvidas, e sobre os inconvenientes do uso prolongado, quando costumam provocar efeitos colaterais indesejáveis, como sedação, fadiga, sonolência, perda de memória e de concentração, entre outros, além de produzirem tolerância e dependência.

As benzodiazepinas devem ser retiradas gradualmente, pois as reações de abstinência podem ser intensas e graves, incluindo ansiedade e insônia rebotes, irritabilidade, confusão mental, náusea, vômitos e, até mesmo, em situações em que a pessoa vinha utilizando doses muito elevadas, sintomas psicóticos – configurando um quadro semelhante ao *delirium tremens* da abstinência alcoólica. A interrupção abrupta do medicamento pode também induzir a uma recaída do quadro inicialmente tratado, horas ou dias após a retirada.

Uma vez que os benzodiazepínicos apresentam absorção irregular por via intramuscular – com as exceções do lorazepan, cuja forma injetável não é comercializada no Brasil, e do midazolam, cuja característica hipnótica o torna particularmente útil na anestesiologia –, esses medicamentos são administrados habitualmente por via oral. Somente em uma única condição – a presença de quadro convulsivo severo, com crises repetidas de forma contínua, conhecido como *status epilepticus* – é indicada a via intravenosa. Mesmo assim, neste caso, o medicamento deve ser administrado lentamente e em condições de acesso a suporte cardiorrespiratório, pois pode provocar depressão bulbar e consequente parada respiratória. De qualquer forma, a via intramuscular pode ser utilizada em situações em que o acesso por via oral não está disponível.

Em virtude de seus efeitos sedativo e relaxante muscular, os benzo-diazepínicos costumam produzir diminuição e lentificação dos reflexos, portanto, enquanto estiver fazendo uso destes, a pessoa deve evitar dirigir veículos ou operar máquinas. A ingestão de álcool também é desaconse-lhável, pois pode potencializar os efeitos depressores. E por vezes, nessa associação, ocorrem tentativas de suicídio. Esses são medicamentos que não devem ser usados de forma contínua, pois, nesse caso, os benefícios que oferecem podem ser menores do que seus efeitos indesejáveis de médio e longo prazos. Por outro lado, os transtornos de ansiedade costumam apre-sentar melhor reposta a outras formas de medicação, como os antidepressi-vos-ansiolíticos, e costumam responder bem às intervenções psicoterapêu-ticas, isoladamente ou em associação aos fármacos.

A enfermagem deve estar atenta às solicitações de medicação extra, que por vezes ocorrem. Nesse caso, é importante a avaliação médica; não con-sideramos adequada a prescrição de rotina desses medicamentos na forma "se necessário", deixando para a enfermagem a responsabilidade da decisão sobre sua administração. Por outro lado, é importante que a enfermagem contribua com informações relevantes para o médico tomar a decisão.

Nos quadros psicóticos, no transtorno afetivo bipolar, na depressão e nas formas de transtorno de ansiedade que exigem tratamento prolongado ou contínuo, a medicação não vai agir sobre sintomas isolados, mas sobre um conjunto de sintomas: a síndrome. Nestas situações clínicas, são utili-zados os medicamentos mais importantes do arsenal psicofarmacológico, medicações estas que atuam de maneira mais profunda e mais abrangente sobre o SNC, a saber: os antipsicóticos ou neurolépticos, os antidepressivos/ansiolíticos e os estabilizadores do humor. Esses medicamentos apresentam um intervalo de tempo significativo, uma *latência*, entre sua introdução no organismo e sua resposta terapêutica: há um período de mais de duas sema-nas entre o início do uso e o início do efeito; ou seja, sua ação só vai começar a se manifestar após duas semanas de uso e só vai se completar após oito semanas. Desses medicamentos, geralmente se conhecem bem os primeiros mecanismos de ação, que dão o *pontapé inicial*, porém ainda é desconhecida a sequência completa de modificações da plasticidade neural que, em última instância, resulta no efeito terapêutico.

No caso das psicoses, os medicamentos se caracterizam por sua capacidade, durante a fase aguda do tratamento, de reduzir a intensidade das principais manifestações clínicas – agitação, desorganização, alucinações, delírios –, os chamados sintomas positivos da psicose, assim como por sua capacidade de reduzir a frequência de novas exacerbações e reinternações durante a fase de manutenção. Entretanto, a necessidade de uso contínuo deve ser permanentemente reavaliada em cada caso, pois os sintomas negativos dos quadros psicóticos severos e persistentes, que costumam ser os principais responsáveis pelo comprometimento da capacidade funcional do usuário, não costumam responder aos antipsicóticos e podem até mesmo ser agravados por estes.

O primeiro psicofármaco – não apenas o primeiro antipsicótico – a ser descoberto foi a clorpromazina (Amplictil®), uma substância da classe das fenotiazinas, introduzida internacionalmente no início da década de 1950. Constatou-se que a clorpromazina, além de produzir um tipo de sedação diferenciada em curto prazo, diminuía de forma significativa a intensidade dos sintomas psicóticos após algumas semanas de uso, alcançando por vezes a remissão completa destes, resultado que, até então, não havia sido obtido com nenhuma outra intervenção farmacológica experimentada. Nas décadas subsequentes, anos 1960 e 1970, surgiram as demais classes de psicofármacos atualmente em uso, assim como a diversificação crescente de substâncias dentro de cada classe. Os primeiros antipsicóticos foram denominados neurolépticos.

Antes do surgimento dos neurolépticos, os pacientes que se apresentavam agitados, desorganizados ou agressivos eram submetidos a contenções mecânicas e físicas constantes, o que contribuía para o aumento da agitação e da hostilidade. Vale lembrar que, de maneira geral, a pessoa se torna agressiva quando está se sentindo atacada, e a situação de ser contida acaba por dar cores de realidade a essa vivência de ataque. Portanto, ao reduzir, na fase aguda, o nível de ansiedade e agitação, dispensando o uso de contenção, esses medicamentos possibilitaram condições mais favoráveis para o estabelecimento do vínculo terapêutico entre a equipe e o paciente. Da mesma forma, a efetividade desses medicamentos na redução ou remissão dos sintomas psicóticos em médio e longo prazos facilitou a transição de um modelo de atenção manicomial, com base na exclusão e na tutela, para uma estratégia de cuidado centrada nos princípios da inclusão e da autonomia e organizada na lógica comunitária e territorial.

Cabe, portanto, destacar que os medicamento antipsicóticos preenchem duas funções farmacológicas distintas, embora complementares, que se diferenciam pelo tipo e pelo tempo de ação: a função *tranquilizante maior*, que produz, de forma rápida, uma sedação emocional *sui generis* sem gerar sonolência, e a função *antipsicótica* propriamente dita, que reduz os sintomas psicóticos positivos de forma gradual ao longo das semanas subsequentes de uso. A primeira função é particularmente útil nas situações de urgência e emergência, e a segunda na continuidade do tratamento.

Os primeiros medicamentos antipsicóticos – os neurolépticos – produziam importantes efeitos adversos neurológicos – os chamados efeitos extrapiramidais –, que inicialmente foram interpretados como indissociáveis do efeito terapêutico e, portanto, inevitáveis. Na verdade, a presença desses sintomas chegou a ser tomada como parâmetro para o estabelecimento da dose terapêutica individual – a chamada "técnica de impregnação". Nessa perspectiva, acreditava-se que se havia alcançado a dose efetiva do neuroléptico quando apareciam os primeiros sintomas neurológicos. Felizmente, hoje em dia está bem demonstrado que a dose terapêutica costuma ser inferior à dose capaz de produzir efeitos neurológicos, sendo, portanto, efeitos de natureza distinta. Curiosamente, por conta deste equívoco histórico, os antipsicóticos de primeira geração acabaram por receber a denominação de *neurolépticos* não por seus efeitos terapêuticos, mas por seus efeitos neurológicos adversos.

Os efeitos adversos dos psicofármacos se dividem em dois grupos: efeitos *colaterais* indesejáveis e reações de *hipersensibilidade.*

Os efeitos colaterais propriamente ditos são todos aqueles produzidos pelo medicamento em uso que não estão diretamente relacionados à sua ação terapêutica, os quais podem ser desejáveis ou indesejáveis dependendo das circunstâncias e objetivos clínicos. Quando indesejáveis, eles são considerados efeitos adversos. Todos os efeitos colaterais são proporcionais à dose utilizada, de forma que geralmente podem ser manejados mediante reajustes na dosagem do medicamento. Quando o ajuste de dose não é possível ou suficiente para reduzir os sintomas colaterais indesejáveis, pode-se lançar mão de estratégias farmacológicas compensatórias que contrabalanceiem esses efeitos. Em geral, os efeitos colaterais adversos costumam ser frequentes, brandos, previsíveis e manejáveis.

As reações de hipersensibilidade, diferentemente dos efeitos colaterais, não estão relacionadas à dose do medicamento, mas, sim, à mera exposição ao fármaco. São reações idiossincráticas, ou seja, que atingem uma minoria de indivíduos, sendo consequentemente de ocorrência rara. No entanto, apesar da sua baixa frequência, costumam ser reações imprevisíveis e potencialmente graves, que podem colocar as pessoas em risco de vida. Um exemplo típico de reações de hipersensibilidade são as reações alérgicas.

Se, por um lado, o problema dos efeitos colaterais indesejáveis é que estes, embora normalmente brandos, são frequentes e incômodos, por outro lado, o problema das reações adversas de hipersensibilidade é que estas, apesar de raras, podem se tornar gravemente lesivas e até letais.

Nas duas décadas que se seguiram à introdução da clorpromazina, décadas de 1960 e 1970, novos medicamentos com ação antipsicótica passaram a ser usados. Alguns deles eram da mesma classe química que a clorpromazina – as fenotiazinas –, porém também foram lançados medicamentos pertencentes a novas classes químicas, como os tioxantenos e as butirofenonas. Uma dessas novas medicações, o haloperidol (Haldol), uma butirofenona, passou a formar com a clorpromazina, uma fenotiazina, o par prototípico dos medicamentos antipsicóticos de primeira geração, também chamados de convencionais ou típicos. A clorpromazina como protótipo do antipsicótico convencional de baixa potência, de ação sedativa e de efeitos colaterais autonômicos significativos e o haloperidol como protótipo do antipsicótico convencional de alta potência, baixa ação sedativa, e com poucos efeitos autonômicos.

Cabe lembrar que, em farmacologia, o conceito de potência é inteiramente distinto dos conceitos de eficácia e efetividade. Tanto a eficácia quanto a efetividade são medidas do grau de ação terapêutica de um medicamento: a eficácia, em condições experimentais (laboratoriais); a efetividade, em condições naturais (na prática comum do dia a dia). A potência se refere à dose em miligramas necessária para se alcançar uma ação eficaz ou efetiva. Quanto maior a dose em miligramas necessária, menor a potência. Dessa forma, a clorpromazina é considerada um medicamento de baixa potência porque são necessárias doses acima de 400 mg para se alcançar um resultado terapêutico, enquanto o haloperidol é considerado de alta potência porque basta que a dose esteja acima de 5 mg para que se obtenha o mesmo resultado. Todos os medicamentos antipsicóticos de primeira geração apresentam a mesma eficácia, variando apenas na potência.

Tanto a clorpromazina quanto o haloperidol são bastante usados por via intramuscular em situações agudas de urgência e emergência. No entanto, no caso da clorpromazina, após cada aplicação, o usuário deve ficar em repouso e sua tensão arterial deve ser medida, pois, como já mencionado, as fenotiazinas produzem efeitos autonômicos marcantes, havendo particularmente risco de hipotensão ortostática – queda de pressão por mudança repentina de posição (se o usuário recebe a medicação deitado e se levanta bruscamente). O haloperidol não produz esses efeitos, por isso é tão usado na emergência.

A flufenazina (Anatensol®) – uma fenotiazina de alta potência – e o haloperidol (Haldol®) existem em preparação injetável de ação prolongada, também conhecida como medicação de depósito. Trata-se de um

procedimento que é prescrito, em geral, para usuários em tratamento extra-
-hospitalar, ambulatórios ou CAPS, quando não se consegue uma adesão
adequada do usuário à medicação por via oral. Todavia, essa forma de apresentação só deve ser prescrita após ter sido bem estabelecida a dose diária
efetiva e segura para cada usuário, pois é praticamente impossível interromper o efeito do medicamento caso apareçam efeitos colaterais graves,
visto que o medicamento levará mais de um mês para ser completamente
absorvido do tecido muscular. Trata-se, portanto, de uma apresentação a
ser evitada em situações de emergência.

Os efeitos adversos colaterais mais comuns dos antipsicóticos convencionais ou neurolépticos, variando de substância para substância, são:
sonolência, boca seca, visão turva, constipação, retenção urinária, retardo
ejaculatório, hipotensão ortostática, crises hipotensivas, alterações derma-
tológicas, e alterações endócrinas. Estes efeitos são inespecíficos e também
ocorrem com outras classes de psicofármacos, porém, todos os medicamentos antipsicóticos de primeira geração apresentam efeitos colaterais
neurológicos específicos conhecidos como efeitos extrapiramidais, que
podem ser de curto, médio e longo prazos.

No curto prazo ocorrem as *distonias*: contraturas musculares intensas,
dolorosas ou ansiogênicas, que surgem minutos ou horas após o início da
medicação, ou após um aumento rápido e significativo da dose. Geralmente
atingem língua (protusão), mandíbula (trismo), pescoço (torcicolo) e
tronco (opistótono). São rapidamente reversíveis com a aplicação intramuscular de antiparkinsonianos comuns de ação anticolinérgica (prometazina,
biperideno), porém, como tais sintomas são dramáticos, desconfortáveis e
facilmente associados à introdução do medicamento, podem comprometer
severamente a adesão do usuário ao tratamento prescrito.

No médio prazo ocorrem a *acatisia* e o *parkinsonismo medicamentoso*
– popularmente conhecido como impregnação. A acatisia envolve uma
intensa sensação de inquietude motora, ansiedade, dificuldade de permanecer imóvel, incapacidade de relaxar, sendo extremamente desconfortável

e podendo elevar o risco para o suicídio. O parkinsonismo medicamentoso tem esse nome em razão do fato de a pessoa apresentar sintomas neurológicos típicos da doença de Parkinson: rigidez muscular, redução dos movimentos espontâneos (bradicinesia), dificuldade em iniciar e coordenar os movimentos voluntários e tremor de repouso. Ao contrário da doença de Parkinson, na qual os sintomas apresentam uma piora progressiva e são irreversíveis, o parkinsonismo medicamentoso apresenta estabilidade e reversibilidade. O parkinsonismo e a acatisia podem ocorrer simultaneamente, produzindo a lamentável cena da pessoa rígida, sem expressão, mas movendo-se de forma inquieta e com passos curtos: a síndrome do "robô agitado".

Tanto o parkinsonismo quanto a acatisia costumam surgir algumas semanas após o início da medicação, coincidindo temporalmente com o aparecimento do efeito terapêutico antipsicótico; assim, como já referido, no passado se considerou o surgimento desses sintomas como necessário e inevitável para a ação terapêutica. Atualmente sabe-se que isso não é verdadeiro e que a dose necessária para um efeito terapêutico é menor do que aquela capaz de produzir parkinsonismo.

Um dos problemas desses efeitos colaterais de médio prazo é que eles simulam ou agravam alguns sintomas típicos do próprio quadro psiquiátrico que está sendo tratado. A acatisia pode ser confundida com a agitação psicomotora nas situações agudas, e o parkinsonismo com os sintomas negativos dos quadros psicóticos crônicos. Essa confusão pode levar ao aumento da medicação na suposição de que o quadro de base está se agravando, em vez do inverso, que seria o mais adequado.

O parkinsonismo e a acatisia são reversíveis, porém enquanto o parkinsonismo responde bem aos antiparkinsonianos tradicionais (biperideno, prometazina), a acatisia não tem boa resposta a esses medicamentos, sendo mais bem manejada com medicamentos benzodiazepínicos e betabloqueadores (diazepam, propranolol).

Finalmente, no longo prazo, surgem as síndromes motoras tardias, sendo a mais frequente a *discinesia tardia*, que se caracteriza pelo aparecimento de movimentos involuntários estereotipados de grupos musculares, envolvendo principalmente a língua, os lábios e a mandíbula, mas podendo incluir também o pescoço, o tronco e os membros superiores. Tais sintomas surgem meses ou anos após a introdução do medicamento, contudo não respondem aos antiparkinsonianos clássicos, são potencialmente irreversíveis e podem se tornar bastante disfuncionais. Como são sintomas de início tardio e de curso crônico, podem ser confundidos com sintomas típicos das psicoses residuais, como as estereotipias e maneirismos esquizofrênicos. As síndromes tardias são um tipo intermediário de reação adversa, ficando entre um efeito colateral comum e uma reação de hipersensibilidade, pois não estão correlacionadas à dose da medicação, mas apenas ao tempo de exposição, e são de incidência bem menos frequente que os sintomas extrapiramidais de curto e médio prazos.

Além dos efeitos colaterais comuns, os antipsicóticos podem também produzir reações de hipersensibilidade (tanto os de primeira, quanto os de segunda gerações), sendo uma das mais graves a chamada síndrome neuroléptica maligna (SNM), caracterizada por intensa rigidez muscular, hipertermia, confusão mental, instabilidade autonômica, alterações dos níveis séricos de enzimas musculares (principalmente a CK), no hemograma (com leucocitose). Se não tratada a tempo, a SNM pode gerar uma insuficiência renal aguda que pode levar ao óbito.

As reações de hipersensibilidade, reações idiossincráticas, são raras e atingem uma minoria de usuários; não estão relacionadas à dose, mas à simples exposição ao medicamento (como as reações alérgicas) e tendem a ser graves; por exemplo a clozapina pode provocar leucopenia e nesse caso não adianta ajustar ou reduzir a droga; é preciso retirá-la. É importante que a enfermagem as distinga e rapidamente comunique ao médico.

Os neurolépticos que mais provocam efeitos extrapiramidais são os do grupo das fenotiazinas e o haloperidol. Porém, são bastante usados no serviço público, entre outras razões, porque os médicos têm familiaridade com o haloperidol, além de serem mais acessíveis do ponto de vista econômico.

No geral, os sintomas colaterais tendem a ser benignos, enquanto as reações de hipersensibilidade tendem a ser perigosas.

Havendo uso de neuroléptico, a enfermagem deve controlar os sinais vitais do usuário diariamente e o peso semanalmente; ganho ou perda de peso devem ser assinalados e registrados, assim como retenção urinária e constipação intestinal. Sonolência, sinais de sedação também devem ser observados e sinalizados. O usuário deve ser protegido do sol, em razão do risco de dermatite, quando estiver usando fenotiazínicos, como a clorpromazina.

Os neurolépticos de uso intramuscular, sobretudo os fenotiazínicos, podem causar hipotensão; assim, após a aplicação, o usuário deve repousar por cerca de 30 minutos, para evitar seus efeitos adversos. A ação da medicação se dá em 20 a 30 minutos e o efeito máximo em 2 a 3 horas. Os neurolépticos de ação prolongada (depot) devem ser injetados profundamente, na região glútea. Não se deve injetar mais de 3 ml em cada músculo (mais do que isso retarda a absorção e, portanto, a ação). Em princípio, não se deve misturar dois produtos em uma seringa, mas, sobretudo, a clorpromazina parenteral não deve ser misturada com outro medicamento, pois há precipitação.

Os antipsicóticos de segunda geração, também conhecidos como *atípicos* – risperidona (Risperdal®), olanzapina (Zyprexa®), quetiapina (Seroquel®), clozapina (Leponex®), entre outros –, apresentam um perfil de efeitos colaterais muito favorável no que se refere aos efeitos neurológicos extrapiramidais, porém, em compensação, são medicamentos com risco aumentado para produzir alterações metabólicas. A olanzapina, por exemplo, tende a provocar aumento de peso significativo, alterações no perfil lipídico, e torna a pessoa mais resistente à insulina. Esses efeitos são pouco visíveis no início, pois aparecem aos poucos; mas, além dos riscos que oferecem para a saúde geral, podem igualmente comprometer a adesão do paciente ao tratamento, particularmente o ganho de peso na população de jovens e mulheres.

Embora, no conjunto, os antipsicóticos de segunda geração não apresentem maior eficácia ou efetividade no controle da sintomatologia psicótica relativamente aos neurolépticos de primeira geração, por outro lado, seu perfil mais favorável em relação aos efeitos neurológicos constitui uma vantagem nada desprezível. Da mesma forma, seus efeitos positivos sobre a regulação afetiva têm tornado esses medicamentos muito úteis nos quadros psicóticos com presença marcante de alterações afetivas ou do humor. Muitos são atualmente também utilizados como estabilizadores do humor.

Entre todos os antipsicóticos de segunda geração, o único verdadeiramente "atípico" é a clozapina, pois é o único que, além de apresentar uma eficácia superior ao demais antipsicóticos – sejam estes convencionais ou atípicos –, apresenta risco "zero" para sintomas extrapiramidais em geral. No entanto, apesar dessas imensas vantagens, a clozapina também apresenta riscos. Assim como os demais atípicos, ela costuma produzir alterações metabólicas e ganho de peso. Da mesma forma que os neurolépticos de baixa potência, costuma produzir sedação significativa e alterações autonômicas, como a hipotensão ortostática. Também não está inteiramente livre de sintomas neurológicos, pois aumenta o risco para convulsões, principalmente em doses mais altas. Além disso, a clozapina tem um risco elevado para o desenvolvimento de uma reação de hipersensibilidade hematológica conhecida como *agranulocitose* que pode ser letal.

A agranulocitose pode acometer cerca de 1% das pessoas em uso da clozapina, produzindo uma redução drástica dos granulócitos no sangue, que são os glóbulos brancos que ocupam a linha de frente na defesa contra infecções bacterianas. Dessa forma, o paciente tratado com a clozapina fica exposto ao risco de infecções agudas severas e de difícil tratamento. A resultante das vantagens e desvantagens da clozapina faz com que esta somente seja indicada em situações em que os pacientes não respondem adequadamente aos demais antipsicóticos de primeira e segunda gerações – os chamados quadros refratários –, ou quando desenvolvem sintomas severos de discinesia tardia. Mesmo assim, o seu uso exige o monitoramento semanal do hemograma, sobretudo nas primeiras dezoito semanas de tratamento.

Cabe, porém, ressaltar que a introdução da clozapina permitiu que cerca de ⅓ dos usuários com quadros psicóticos até então refratários ao tratamento obtivessem redução de sintomas e aumento de capacidade funcional e qualidade de vida, o que representou um avanço extraordinário.

Os estabilizadores do humor são medicamentos usados no tratamento dos quadros pertencentes ao espectro do transtorno afetivo bipolar (TAB). Sua função é dupla: nas fases agudas de exaltação do humor, funcionam como antimaníacos; e, nas fases de manutenção, funcionam como medicamentos capazes de preservar a estabilidade afetiva, reduzindo as recidivas tanto nos episódios maníacos quanto nos depressivos. A ação antidepressiva desses medicamentos é limitada ou nula, portanto, não costumam ser utilizados com este fim durante as fases agudas de depressão. No entanto, sua associação a um antidepressivo de primeira linha durante um episódio de depressão bipolar é aconselhável por causa do risco, nesse caso, de ocorrer a chamada "virada maníaca" – uma rápida reversão do ciclo – com a introdução do antidepressivo. Também podem ser empregados como "potencializadores" dos antidepressivos nos episódios de depressão unipolar resistentes ao tratamento convencional.

Os estabilizadores do humor só devem ser introduzidos em situações de emergência quando o usuário já é conhecido da equipe e apresenta um diagnóstico bem estabelecido de TAB. Em outras situações, é melhor evitá--los ou postergar sua introdução, pois tais medicamentos não são efetivos em outras condições diagnósticas e sua ação terapêutica somente ocorre após algumas semanas de uso em doses adequadas.

Os estabilizadores do humor mais conhecidos e utilizados são o lítio (Carbolitium®), o ácido valproico (Depakene®, Depakote®), a carbamazepina (Tegretol®) e a lamotrigina (Lamictal®). Os três últimos são medicamentos utilizados também como anticonvulsivantes.

O lítio é um elemento natural quimicamente semelhante ao sódio e ao potássio, porém, diferentemente desses últimos, o lítio não participa da fisiologia humana normal. Portanto, é inadequado e inútil se fazer dosagem de lítio em situações em que a pessoa não esteja ingerindo este medicamento, pois, nesse caso, o resultado será previsivelmente negativo. Infelizmente

O CUIDADO E A ENFERMAGEM NA EQUIPE DE SAÚDE1

é muito comum esse equívoco, sendo, muitas vezes, a ausência de um resultado positivo interpretada como demonstração da existência de uma "carência de lítio" no organismo e como um fator causal do adoecimento mental.

Por outro lado, o lítio e os demais estabilizadores do humor estão entre os poucos psicofármacos que podem ter os níveis séricos dosados de forma precisa (a maioria dos psicotrópicos apresenta uma metabolização complexa no organismo, com muitos metabólitos ativos e inativos, o que inviabiliza seu monitoramento sérico). A vantagem do monitoramento sérico dos medicamentos é que este permite a individualização da dose para cada usuário de modo a garantir simultaneamente efetividade e segurança. No caso do lítio, particularmente, o item segurança é de extrema importância, visto que há uma distância curta entre a dose terapêutica e a dose tóxica desse medicamento, e a intoxicação pelo lítio pode ter consequências graves. Dessa forma, o monitoramento sérico dos estabilizadores do humor é obrigatório para o lítio e recomendável para os demais medicamentos desta classe.

O lítio não causa dependência, nem tolerância, mas pode apresentar efeitos colaterais comuns, como acne, aumento do apetite, edema, fezes amolecidas, náusea, gosto metálico na boca, tremor fino de extremidades, polidipsia (aumento da ingesta de líquidos) e poliúria (aumento da produção de urina).

A litemia – dosagem do lítio no sangue – deve ser realizada semanalmente no início do tratamento (fase ativa do tratamento); posteriormente, após a estabilização do nível sérico e dos sintomas, a dosagem pode ser feita mensalmente, na fase de continuação, e semestralmente, na fase de manutenção. A coleta de sangue deve ser feita antes de 12 horas da última tomada. Os valores adequados estão entre 0,8 e 1,3 mEq/l.

Os sinais de intoxicação pelo lítio são náusea e vômitos intensos, dor abdominal, diarreia, ataxia (falta de coordenação dos movimentos), tonturas, tremores grosseiros, disartria (problema motor da fala), podendo evoluir para estupor, coma e morte. O tratamento de manutenção com o lítio aumenta o risco para hipotireoidismo, sendo recomendada a avaliação periódica da função tireoidiana. O usuário deve ser hidratado, bebendo minimamente 3 litros de água por dia, a fim de evitar problemas renais, hepáticos e cardíacos. Enfim, o uso do lítio precisa ser muito acompanhado, por causa do risco de intoxicação. Já os outros estabilizadores do humor podem ser dosados, sendo individualizada a dose.

Os efeitos colaterais da carbamazepina são principalmente: náusea, vômitos, fadiga e sonolência. Os do ácido valproico são: aumento de peso, tremores, náuseas, vômitos e alopecia. Quanto à lamotrigina, cuja ação se faz, sobretudo, na prevenção dos episódios depressivos, os principais efeitos colaterais são erupções cutâneas, tontura, sonolência e cefaleia.

Embora, por um lado, o sentimento de tristeza seja uma experiência comum na vida das pessoas – ocorrendo em situações de perda, conflitos, separações e fracassos pessoais –, por outro, quando este sentimento se torna excessivo em intensidade e duração, e quando se associa a alterações neurovegetativas do sono, do apetite, do peso corporal, da psicomotricidade e do nível de energia vital, este mesmo sentimento pode indicar a presença de um transtorno mental.

No passado, o tratamento dos episódios depressivos era feito exclusivamente com os antidepressivos de primeira geração: os inibidores irreversíveis da monoaminoxidase, ou IMAO (Nardil®, Parnate®), e os medicamentos tricíclicos – imipramina (Tofranil®), amitriptilina (Tryptanol®), clomipramina (Anafranil®), entre outros. Esses medicamentos, apesar de bastante efetivos, apresentam um perfil de efeitos colaterais desfavorável. Os sintomas adversos mais frequentes costumam ser brandos ou moderados em intensidade, como boca seca, inquietude, sedação, tremor fino das mãos, taquicardia, constipação, hipotensão ortostática e retenção urinária. Contudo, podem também ser graves, principalmente efeitos cardiotóxicos no caso dos tricíclicos, que aumentam o risco para arritmias cardíacas potencialmente letais. Os IMAO, por sua vez, exigem um controle dietético para se evitar reações adversas severas, como picos hipertensivos, sendo contraindicado o consumo de feijão, favas, uvas, iogurtes, miúdos de galinha e vaca, molho de soja, carnes e peixes defumados, queijos, vinho, cerveja, bem como excesso de café, chá e chocolate.

Embora os tricíclicos e IMAO ainda sejam bastante usados no tratamento das depressões severas e resistentes, no caso das depressões leves ou moderadas, atualmente se dá preferência aos inibidores seletivos de recaptação da serotonina (ISRS) ou aos inibidores duplos de recaptação de serotonina e noradrenalina (antidepressivos duais), os quais apresentam um perfil mais favorável quanto aos efeitos colaterais. Os ISRS incluem a fluoxetina (Daforin®, Eufor®, Prozac®), a sertralina (Zoloft®), a paroxetina (Aropax®, Pondera®), o escitalopram (Lexapro®), entre outros, enquanto os duais incluem a venlafaxina (Efexor®), a desvenlafaxina (Pristiq®) e a duloxetina (Cymbalta®). Seus efeitos colaterais são geralmente brandos ou, até mesmo, inexistentes, como ansiedade, leve náusea, fezes pastosas, cefaleia, diminuição ou aumento do apetite, alterações do sono e disfunção sexual (principalmente retardo ou bloqueio do orgasmo/ejaculação).

Esses medicamentos fazem efeito a partir de duas a três semanas de uso, sendo indicados para uso contínuo em quadros de depressão recorrente.

Fato a ser destacado é que os "antidepressivos" de segunda geração conservam essa denominação por motivos mais históricos do que práticos, pois atualmente são utilizados no tratamento dos mais diversos quadros psiquiátricos, como transtorno obsessivo compulsivo (TOC), bulimia, transtorno do pânico, fobia social, transtorno de ansiedade generalizada (TAG), transtorno de estresse pós-traumático (TEPT), entre outros. Na verdade, esses medicamentos são hoje em dia mais utilizados como ansiolíticos do que antidepressivos, sendo o tratamento farmacológico de escolha – ou de primeira linha – para os transtornos de ansiedade de modo geral. Contudo, os ansiolíticos benzodiazepínicos continuam úteis no controle da ansiedade aguda em situações de emergência e como adjuvantes no início do tratamento com os ISRS ou os duais.

Em alguns serviços, o psiquiatra prescreve a eletroconvulsoterapia (ECT), da qual não vamos tratar aqui. É raramente usada. Basicamente, é indicada para gestantes com quadros agudos, pois até o terceiro mês de gravidez não são indicados os neurolépticos, e para usuários com depressões severas que não tenham respondido à medicação.

A atenção da enfermagem é um elemento muito importante na terapia medicamentosa. A medicação não age sozinha; assim como conta a maneira como ela foi prescrita – isto é, a relação médico-paciente –, conta a maneira como ela será oferecida pela enfermagem.

O técnico de enfermagem deve conhecer os princípios gerais da administração de medicação, considerando os "nove certos" (presentes no Protocolo de Segurança na Prescrição, Uso e Administração de Medicamentos do Ministério da Saúde) referentes a essa atividade:[7]

1. **o paciente certo:** ter certeza de que é aquela a pessoa à qual se destina a medicação; se necessário, perguntar a ela seu nome, ou ainda conferir com um colega;

2. **o medicamento certo:** confirmar com a prescrição, conferir o medicamento;

3. **a via certa:** verificar a via de administração prescrita; caso não seja uma via habitualmente usada para tal medicação, conferir com o médico que a prescreveu;

4. **a hora certa:** garantir que a medicação seja feita no horário prescrito, evitando antecipação ou atraso;

5. **a dose certa:** conferir com atenção a dose prescrita, sobretudo se houver vírgulas ou pontos;

6. **o registro certo:** registrar horário da administração e outras ocorrências, como recusa do usuário, eventos adversos, etc.;

7. **a orientação certa:** orientar o usuário sobre o medicamento, a razão do seu uso, dose, etc.);

8. **a forma certa:** conferir forma farmacêutica com via prescrita;

---

[7] Colaboração do enfermeiro Marco Antonio Souza, do Instituto Municipal Philippe Pinel, Rio de Janeiro.

O CUIDADO E A ENFERMAGEM NA EQUIPE DE SAÚDE[1]

9. **a resposta certa:** observar se o efeito do medicamento é o desejado; caso não seja, registrar e, se necessário, avisar ao enfermeiro e/ou médico.

É importante também que a enfermagem inclua a proteção dessa medicação em relação a luz, calor e umidade.

Alguns usuários, por receio, ou desconfiança, tentam esconder a medicação debaixo da língua, para cuspi-la em seguida. Isso ocorre por várias razões: seja porque eles não foram devidamente preparados e pensam que o remédio será prejudicial, ou porque ainda não estabeleceram uma relação de confiança com os profissionais, ou ainda porque já passaram por alguma experiência desagradável provocada pelos efeitos colaterais da medicação e não querem repeti-la. Essas questões devem ser abordadas pela enfermagem, que deverá prestar os esclarecimentos necessários e registrar. É importante que a enfermagem saiba o que se espera como resultado de determinada medicação, porque está sendo usada esta e não aquela, e, nos casos de reações mais graves, avise de imediato o médico. Toda prescrição que traga dúvidas deve ser esclarecida com o médico que a fez. É ele quem explica ao usuário a finalidade do medicamento, comunica sua substituição ou a alteração da dosagem; mas, muitas vezes, o usuário traz suas dúvidas para a enfermagem, e é necessário que esta também possa responder. É mais uma razão pela qual é importante a boa comunicação entre a equipe.

Medicação intramuscular com mais de 2,5 ml não deve ser aplicada no deltoide, e sim na região glútea. Acima de 3 ml de líquido, deve-se fracionar a dose, aplicando parte em outro músculo. Medicamento de depósito pela via intramuscular deve ser aplicado lentamente e depois aguardar 10 segundos para então retirar a agulha rapidamente. Não se deve massagear a região, para não haver derramamento do medicamento no tecido subcutâneo.

Ainda que seja difícil obter mudança nesse sentido, é importante orientar os usuários quanto aos prejuízos que a nicotina pode trazer em relação ao efeito dos medicamentos. Também é muito importante repetir, na alta, que a medicação deve ser mantida e não pode haver uso concomitante de bebida alcoólica.

Os psicotrópicos são medicamentos controlados. Devem ser guardados à chave, ficando esta sob a responsabilidade do enfermeiro ou profissional designado. O armário não deverá ficar aberto nem a bandeja com os medicamentos preparados exposta na ausência do profissional encarregado. Medicamentos de tarja preta são os que apresentam mais risco se forem abusados.

A enfermagem na área da saúde mental

O grupo de técnicos de enfermagem trabalha sob a coordenação e orientação do enfermeiro, que é o modelo para eles, ao acolher e escutar usuários e familiares com atitude receptiva, humanizada, estimulando-os a exercer a cidadania, ao intervir terapeuticamente promovendo cuidados diferenciados e ao trabalhar em equipe multiprofissional/interdisciplinar, seja no CAPS, na enfermaria psiquiátrica, na enfermaria especializada do hospital geral, seja em outra unidade.

O enfermeiro usará de sua sensibilidade para, na medida do possível, lotar o técnico na unidade onde ele poderá melhor desenvolver seu trabalho e, democraticamente, vai procurar resolver as situações de conflito que possam surgir.

O que faz o técnico de enfermagem na área de saúde mental?

De maneira geral, as atribuições são:

- iniciar o plantão inteirando-se das ocorrências na unidade e das condições dos usuários que necessitem de cuidados específicos, com especial atenção para os que apresentem problemas clínicos ou riscos; ler o relatório de ocorrências da unidade, tomando conhecimento das ocorrências e orientações;
- prestar cuidados relativos à alimentação, ao repouso, à higiene; verificar sinais vitais; verificar o peso semanalmente; administrar a medicação prescrita, conforme aprazada; e prestar outros cuidados aprazados ou de acordo com plano estabelecido pelo enfermeiro;

em algumas unidades, fazer coleta de material (sangue, escarro, urina, fezes) para exame laboratorial.

Todas essas atividades são importantes, somadas às que são específicas da área da saúde mental. Mas é muito mais do que isso. Aqui a palavra-chave deve ser acolhimento. Ocorre que os usuários dos serviços de saúde mental apresentam características variadas: um solicita muita atenção; outro recusa o contato; um "dorme" o tempo todo; outro caminha de um lado para outro, constantemente; um lava as mãos excessivamente; outro tem dificuldade em se ocupar da higiene. É importante que o estudante/técnico saibam que as pessoas não escolhem, deliberadamente, apresentar essa ou aquela característica. Portanto, não é adequado indagar por que elas agem daquela maneira, ou argumentar procurando convencê-las de que seu medo, seu ritual, sua hostilidade "não têm motivo". Existem motivos, sim, que são internos, mas geralmente o usuário não os identifica.

Com base na maneira como o usuário se percebe, vai se conduzir de certo modo e perceber os demais nesse contexto. Por exemplo, se ele, afastado da realidade, viver uma ideia delirante de que está sendo perseguido, vai revidar ao se considerar atacado, tornando-se violento; se nesse momento for tratado com atitudes repressivas, vai sentir-se mais atacado e reagirá de forma ainda mais agressiva. Assim, é importante que a enfermagem tente enxergar as situações com os olhos do outro e possa levar em conta a singularidade, a subjetividade, as características de cada um, de forma a estabelecer um relacionamento que seja terapêutico. Para isso, vai precisar participar das reuniões da equipe, na qual as várias informações se somam e as decisões sobre a conduta são tomadas em conjunto.

A equipe de enfermagem, por sua proximidade com o usuário e por ser, tradicionalmente, aquela que cuida, é constantemente percebida por ele de várias maneiras. O trabalho em saúde mental exige observação, ouvir o que é dito, perceber o que não é dito e procurar compreender o que se passa, para poder relacionar-se com o usuário, não em termos daquilo que ele lhes possa atribuir, mas de acordo com o que ele e os outros realmente são. Por exemplo, um cliente reclama e faz xingamentos a uma técnica de enfermagem. Se ela sabe que não é a pessoa malvada que ele está apontando, mas que está representando uma personagem do mundo interno dele, e se, ainda mais, percebe que ele está xingando porque está se sentindo agredido (ainda que essa agressão seja uma percepção dele, com base somente na sua vivência interna), ela poderá responder com tranquilidade, procurando compreender o que o está incomodando. Não assumir aquela imagem atribuída por ele pode ajudar o usuário a perceber as coisas de outra maneira (é muito importante entender que, se ele percebe que os profissionais o veem como perigoso, pode se tornar perigoso mesmo).

O sintoma é a solução possível para o sujeito, a melhor maneira como ele conseguiu se organizar. Assim, cuidar não é disciplinar, diz Saraceno (1999), que acrescenta: a indisciplina por vezes é mais transformadora da vida. Cuidar é manter uma atitude implicada. É, cotidianamente, negociar, combinar, fechar contratos, renegociar e responsabilizar. É importante entender que não há perda de toda a saúde, mas, sim, alteração, modificação; não é o tudo ou o nada. Então, no cuidado, importa aprender a utilizar o que restou da saúde, as capacidades de vida, para lutar contra o transtorno, em vez de centrar-se unicamente no próprio transtorno (LOYOLA, 2017).

São cuidados desse tipo, associados à medicação e somados à participação nas atividades terapêuticas da unidade, que, aos poucos, ajudam o usuário a se afastar da criação sintomática da qual lançava mão para proteger-se. Esse conjunto de fatores vai contribuir para que ele possa viver melhor.

Agir terapeuticamente exige flexibilidade e tolerância. Mas isso não significa que se deva tolerar e permitir qualquer conduta do usuário. Condutas que possam prejudicá-lo ou os demais – agredir, recusar a medicação ou tentar suicídio – obviamente não serão aceitas. No entanto, quando ele faz algo inadequado, é importante que encontre alguém que, em vez de censurá-lo, possa analisar a situação com ele – de maneira firme, se necessário –, mostrando que é sua atitude que não está sendo aceita, e não sua pessoa. Essa área – do afeto – não se resolve simplesmente com normas. É a maneira como se olha, como se ouve, que vai causar um efeito no outro.

O usuário não tem obrigação de ser "bem-comportado". É justamente por não sê-lo – ou então por ser excessivamente "bem-comportado", quieto e submisso – que se encontra em tratamento. No contato com ele, conta muito a flexibilidade, o acolhimento e a criatividade da enfermagem. Às vezes, não se sabe o que dizer, então, pode ser melhor não dizer nada. Sentar-se ao lado, na oficina ou na sala de TV, andar junto, com delicadeza, vale mais do que uma palavra inapropriada.

O usuário pode apresentar dificuldades em algumas áreas, mas não em outras. Assim, um pode estar desanimado e delirante, mas aceita participar de uma roda de música e sentar ou cantar com o grupo; outro tem muitas queixas de doenças, mas aceita as regras e fica bem quando participa do futebol. A conduta da enfermagem – como de toda a equipe – é direcionada para a ampliação das habilidades, o enriquecimento das experiências da pessoa. Se o usuário está delirando, não ajuda dizer-lhe que seus pensamentos não correspondem à realidade, mas, sim, sentar junto dele para conversar sobre o cotidiano – sobre a última partida de futebol, o time para o qual ele torce, a novela, o trabalho que ele fez na oficina, enfim, algum assunto que o interesse –, ou fazer um convite para dar um passeio no pátio; são formas de aproximá-lo da realidade.

> Agir terapeuticamente é ser, sempre, um aliado da pessoa. A não aceitação de uma atitude sua não significa a não aceitação de sua pessoa.

Se ele não se comunica verbalmente, ou tem um discurso desorganizado, não cabe chamar atenção para essa dificuldade, mas, sim, acompanhá-lo em seus movimentos, sem exigir a coerência que, no momento, ele não está podendo ter. A pergunta da saúde mental que direciona o cuidado é: o que é o melhor, agora, para esta pessoa? É uma pergunta cuja resposta mais aprofundada exige discussão em equipe.

Apostando nas habilidades dos usuários, pode-se "transformá-los" também em "auxiliares" preciosos, ou seja, estimular a ajuda entre eles. Um

> **Não são as explicações e orientações que mais ajudam a pessoa, mas, sim, as experiências de aproximação com alguém que a acolhe.**

pode fazer companhia a outro, ajudar na alimentação de um colega, e assim por diante. Tal fato tem duas implicações importantes. Em primeiro lugar, aceitamos melhor o que vem de alguém que está numa situação idêntica à nossa. Assim, um usuário que não quer se alimentar pode aceitar melhor um convite para almoçar que parta de um colega. Ao mesmo tempo, aquele que auxilia também faz algo de positivo para si próprio; sua capacidade é valorizada; nesse momento, ele deixa de ser "o doente" e passa a ser o "ajudador". Nesse caso, a enfermagem se mantém próxima, pronta a orientar ou intervir, se for preciso. Se um usuário estiver andando com outro, idoso, e exigir que este ande depressa, será necessária uma intervenção delicada. Na admissão de uma pessoa muito quieta, arredia, é positiva a recepção, a convivência com uma usuária: a palavra de um "igual" é mais confiável para ela, será mais valorizada, naquele momento, do que a do profissional.

No cuidado, é importante que a enfermagem esteja atenta, observando e auxiliando, quando necessário, os cuidados pessoais – sugerir um banho, por exemplo –, a alimentação e a ingesta de líquidos, o repouso, os cuidados quanto a riscos, entre outros. Alguns usuários se sentem muito confortáveis com um banho, sobretudo no calor, sendo este um momento agradável, em que a conversa se faz mais facilmente. É também um momento em que o técnico de enfermagem pode observar se há algo no corpo que exija cuidado. Muito importante estar atento às demandas, comentários que o usuário possa fazer sobre seu corpo, sua saúde; mesmo que seja frequente ele se queixar de alguma dor, é preciso conferir; algum dia, pode haver problema mesmo e será necessário tomar providências.

No CAPS, uma refeição é prevista para os usuários que o frequentam em um turno (e duas refeições para os que o frequentam em dois turnos), sendo essa uma oportunidade para a enfermagem – assim como para outros membros da equipe – acompanhá-los, observar como se alimentam e, se necessário, ajudá-los ou orientá-los. É importante que se observe também seu aspecto geral, detectando a eventual ocorrência de algum outro problema (sangramento, pediculose, etc.), além de administrar as medicações prescritas, proceder à verificação dos sinais vitais e do peso do usuário.

Exige qualificação trabalhar nessa área. Cuidado não é proporcionar alimentação, medicação e higiene ao usuário a qualquer preço (insistindo caso ele recuse), mas entender que o comportamento dele é a expressão de suas dificuldades e procurar oferecer, com base nesse entendimento, a melhor resposta possível. Às vezes o acaso ajuda, desde que se saiba aproveitar essa oportunidade. Por exemplo, uma usuária no setor de emergência não aceitava sair da cama, nem se alimentar, nem tomar banho. Era convidada, incentivada, mas não foi forçada. Ao ver passar uma enfermeira, muito bonita, com um turbante vermelho, disse: "Alcione, você veio me visitar?". Sem titubear, a enfermeira respondeu: "Vim! Vim te convidar pra almoçar comigo. E pra você almoçar bem confortável e linda, vai tomar um banho antes, certo? Tenho sabonete e shampoo do melhor!". A usuária aceitou levantar, tomou o banho e almoçou. Naquele momento a enfermeira não ficou preocupada em "não confirmar a ideia delirante"; ali havia algo mais urgente a fazer e ela percebeu que a oportunidade era "imperdível". Deixemos claro que não cabe ao profissional se "fantasiar" de determinado personagem que seja do agrado do usuário, deliberadamente, para estabelecer contato com ele. Não foi o que aconteceu aqui.

Se um usuário não aceita que lhe verifiquem os sinais vitais, o melhor não é insistir, obrigá-lo a aceitar naquele momento; a resposta poderá ser "Então deixamos pra depois" e mais tarde o mesmo técnico, ou um estagiário, ou quem tenha bom relacionamento com aquele usuário, voltará a propor a verificação.

Qualquer atividade pode ser oportunidade para procurar estabelecer um bom relacionamento com o usuário, estimulando o autocuidado, ajudando-o a desenvolver suas habilidades e a lidar melhor com suas dificuldades.

A enfermagem, junto com os demais membros da equipe, tem um papel importante na manutenção de um ambiente favorável no CAPS, na enfermaria de saúde mental do hospital geral ou outro: um ambiente de acolhimento, de liberdade, de respeito às pessoas e às leis da comunidade, de estímulo às habilidades e às capacidades emergentes. Neste sentido, preconiza-se o não uso de uniforme ou jaleco, que destaca o *status* diferente, marca de poder, podendo assim ser um fator de afastamento. Aqui se evitam atitudes autoritárias, de um superior dando ordens aos comandados; é importante a superação das relações verticais entre profissionais e usuários (ou seja, o oposto da instituição antiga, onde imperava a disciplina e a distância entre profissionais e pacientes). Isso vale para a relação da enfermagem com os usuários, assim como dos demais profissionais com os técnicos de enfermagem.

Por vezes, o profissional se defronta com expressões da sexualidade do cliente. Ela pode estar exacerbada, descontrolada. Não se trata, como poderia parecer à primeira vista, de "sem-vergonhice", mas de algo que está sendo expresso, que tem um sentido a ser compreendido (por exemplo, o desejo de ser amado). Pode tratar-se de masturbação ou de aproximação entre usuários que se encaminham para relações sexuais, homo ou heterossexuais. Nessas situações, vamos separá-los, mas não basta afastá-los dizendo "aqui não é lugar para isso". Essa questão é extremamente complexa e implica a reflexão: o que significa esse gesto ou essa aproximação para cada um? É importante discutir em equipe para saber como proceder e então discutir com eles.

Lobosque (2014) mostra a importância de "manter em suspenso" o nosso saber, para apreender, diante de cada pessoa e cada situação, o novo e o singular, nos aproximando, e também nos afastando um pouco para não nos tornarmos intrusivos (mas jamais nos afastando radicalmente), fazendo e reforçando acordos, despertando a atenção do usuário para o valor de um bom convívio entre ele, os companheiros e a equipe e sendo delicado, mas decidido, ao não admitir atitudes insuportáveis para o convívio.

Loyola (2017) mostra que nosso papel é secretariar a loucura; eles (os usuários) é que orientam o cuidado, precisamos aprender com eles. Na medida em que se exerça uma enfermagem não burocratizada, que permita abertura para o novo, cada encontro poderá ser diferente, não previsível. Isso é muitas vezes difícil, pois implica estar pronto a acolher situações e questões novas, e a criar...

O cuidado em saúde mental, diferente de outras áreas da enfermagem, dificilmente pode ser construído previamente. Marie-Françoise Collière, brilhante enfermeira francesa, propõe que cuidar é contribuir para o usuário desenvolver o poder de ser reconhecido, de afirmar sua vida (COLLIÈRE, 2003). Fica evidenciado que ela não se refere a intervenções objetivas, previsíveis, mas a uma relação com um indivíduo singular a ser cuidado, relação essa que está sempre se fazendo, se atualizando. Collière (2003) valoriza o conhecimento científico como maneira de qualificar o cuidado, porém – considerando que cuidar é uma arte que se mistura com a vida, impulsiona a vida, buscando reconstituir sua força – exige "tecnologia da sensibilidade".

"O técnico de enfermagem produz um encontro potente capaz de levar à vida. Os rituais e técnicas são ferramentas para a formação de vínculo no *cuidar*."[8]

Nas escolas, o enfermeiro e o técnico de enfermagem aprendem a cuidar dos doentes e se tornam dotados de um saber sobre o que fazer, o que é indicado como cuidado para determinada pessoa que apresenta determinada patologia; lidam com cuidados objetivos e previsíveis; os profissionais competentes *sabem* o que é bom para o paciente e vão determinar, vão aplicar seu saber. O doente é alguém que precisa ser cuidado e orientado. Mas, quando esses profissionais vêm trabalhar na saúde mental, são solicitados a desenvolver aproximação com o usuário, sem tantos protocolos, sem o objetivo de eliminar os sintomas, Como diz Loyola (2017), vamos trabalhar com o que não é científico, exercer um cuidado sem definição a *priori*, em que o profissional não determina, não ordena, mas aprende, combina, negocia, aproveitando aquilo que o usuário tem de positivo, o que lhe restou de saúde no momento. Cito aqui o contato com um usuário, de um setor por onde passo diariamente

---

[8] Rosangela Nery, técnica de enfermagem do Hospital Municipal Philippe Pinel, Rio de Janeiro.

(mas não é meu setor de trabalho), que gosta de falar usando rimas; a cada vez que nos encontramos, ouço: "Bom-dia, como vai a sua tia?", e eu procuro sintonizar: "Minha tia vai bem, tá lá na secretaria"; "Sua tia se lavou na pia?"; "Não, se lavou na bacia". No outro dia: "Bom-dia, Maria foi comprar pão na padaria?"; "Sim, ao raiar do dia; depois vai na sapataria". Ou: "Bom-dia, Luzia foi pra Bahia?"; "Iria... mas precisou ficar cuidando da Sofia". E assim passei, com grande prazer, a anotar numa cadernetinha palavras que rimam, para participar desse pequeno jogo que nos diverte muito; depois ele sai, se ocupa de seus afazeres. E quando não há "Bom-dia", é a ocasião em que um abraço se faz necessário. Às vezes, não há lugar para o abraço; então é hora de respeitar e esperar... Um encontro de um ou dois minutos por dia criou uma relação firme e prazerosa; isso é cuidado.

Os usuários gostam de vir ao posto de enfermagem ou à sala da equipe, não só para trazer uma queixa, uma pergunta, para pedir medicação ou para ser lembrado, mas porque gostam, se sentem protegidos e encontram acolhimento lá, sobretudo em horas mais difíceis.

Ao grupo da enfermagem – assim como a todos os profissionais da saúde mental – cabe indagar-se, como tem sido apontado: qual o impacto do cuidado que estou proporcionando na vida dessa pessoa? Ele acrescenta vida aos seus anos de vida? A prática da enfermagem exige uma reflexão, uma busca de quais, entre as ações realizadas, foram as que contribuíram para a melhora do cliente. Como mostra Saraceno (1999), não costumam ser as ações formais as que mais ajudam, mas aquilo que as contorna: o contexto em que se dá o encontro, as motivações, o modo afetivo, a continuidade.

Esse tipo de trabalho exige estudo e reuniões frequentes (em alguns serviços é diária) para se discutir a orientação referente a cada usuário, com base nos dados fornecidos por todos os integrantes da equipe. Exige também um grau de confiança entre as pessoas, para que as coisas possam ser ditas, que se possa falar do que não deu certo e, a partir daí, construir outro direcionamento. Assim vai ser construído o PTS para um usuário, contendo as propostas terapêuticas dos vários profissionais, incluindo o

O CUIDADO E A ENFERMAGEM NA EQUIPE DE SAÚDE[1]

técnico de enfermagem. Os membros da equipe precisam trocar informações, questionar, estabelecer consenso e construir um projeto comum.

O trabalho em equipe não pretende abolir aquilo que é específico de cada profissional; cada um continua realizando as ações que lhe são próprias, mas executa também aquelas que são comuns. As reuniões de equipe e as supervisões podem ajudar muito na integração de todos, ainda que haja uma dificuldade, própria do trabalho interdisciplinar, que é saber até que ponto se deve manter a especificidade de suas atribuições e em que medida se deve mergulhar no trabalho conjunto – vai no sentido contrário da especialização, pois as disciplinas dos vários profissionais da equipe se interpenetram. A interdisciplinaridade exige comunicação, superação das especialidades, compartilhamento de acertos e erros, sobretudo a reflexão sobre os erros, que é uma importante fonte de crescimento. Sem dúvida, é um trabalho desafiante.

A participação nessas reuniões ajuda o profissional a exercer seu papel de forma mais tranquila. Mas alguns membros da enfermagem têm dificuldade em chegar até a reunião de equipe, ficam intimidados. A dificuldade se amplia quando, não tendo ido à reunião e não tendo participado das decisões, passam a se sentir excluídos. Entendemos que há, aí, um trabalho especial a ser feito, visando integrá-los, pois, por vezes, a dificuldade não é só em participar da reunião de equipe, mas com toda essa forma de trabalhar, mais próxima aos usuários, mais exposta, mais aberta ao que der e vier. Entendemos que, para alguns, pode ser especialmente difícil adaptar-se ao novo paradigma, que é muito diferente da prática habitualmente exercida na enfermagem, diferente daquilo que aprenderam, direcionado para intervir, decidir, estabelecer ou cumprir um plano de cuidados com etapas definidas, em horários determinados, já que aqui, em lugar de ordens e orientações a serem cumpridas, se fazem negociações, concessões, trocas...

Alguns técnicos de enfermagem chegam à saúde mental sem ter optado por esta área (já que, na enfermagem, os concursos ainda são gerais, não direcionados para áreas específicas), em que o trabalho implica usar a sensibilidade, conversar com o usuário, negociar, combinar, responsabilizar, fechar um contrato, no dia seguinte recomeçar... e também em expor o que pensa à equipe, trazer sua vivência, combinar, se posicionar, retroceder se necessário, recombinar. São espaços onde os trabalhadores se expõem, defendem seu ponto de vista, trocam ideias numa situação em que as certezas são mais frouxas. Para alguns é especialmente penoso não estar num lugar de certezas, de protocolos, onde se decide e se orienta, mas onde, em vez disso, precisa se aproximar do usuário, estabelecer uma relação, entender que o cuidado não é exato, que o que deu certo com outro pode não dar certo com este... Mesmo assim, vários auxiliares e técnicos de enfermagem garantem, como Severino de Oliveira, do Instituto Municipal Philippe Pinel: "Não escolhi, mas foi um acaso que deu certo!".

Seria muito importante que esses cuidadores tivessem a possibilidade de cuidar de si, poder falar e perceber seus próprios sentimentos, a fim de trabalhar com mais leveza. Ou, em alguns casos, até, eventualmente, poder decidir trilhar outro caminho.

A enfermagem em situações específicas

Nossa proposta neste livro não é estabelecer os "cuidados de enfermagem à pessoa com esquizofrenia" ou de "depressão", por exemplo, dando ênfase à classificação dos transtornos psiquiátricos – os diagnósticos médicos –, e sim tratar do que é próprio da enfermagem, que é o trabalho com as demandas de cada pessoa, individualmente. É importante conhecer as categorias diagnósticas, sim, pois há especificidades em cada uma e esse conhecimento vai facilitar a compreensão e o diálogo com o usuário e com outros membros da equipe; assim, ao longo do texto a seguir tratamos das orientações sobre o cuidado da enfermagem em relação aos diferentes problemas apresentados e fazemos referência aos diagnósticos médicos. As orientações dadas aqui são diretrizes gerais, e sua aplicação vai depender sempre de uma avaliação individual do usuário.

Admissão

Na admissão, é importante já procurar estabelecer um contato com a pessoa que está chegando. As perguntas serão simples, como "o que lhe aconteceu?", "como posso lhe ajudar?", estimulando que ela própria diga – se quiser e puder – o que está acontecendo, ou seja, por que veio ao serviço. Mesmo que esteja acompanhada, o contato será feito principalmente com ela e, em segundo lugar, com os acompanhantes. Se as informações não coincidirem, não cabe confrontá-las, nosso papel não é de detetive, não vamos procurar o certo e o errado; registramos tudo o que é informado. Fala-se amigavelmente, procurando não interromper quando a pessoa estiver falando, tendo algumas questões como direcionamento:

- Quando teve início o problema? É a primeira vez que o apresenta ou já houve crises anteriores? Quantas? Quais suas características? Como evoluiu, a partir do primeiro momento? Qual é a medicação usada?

- Se o usuário chegou acompanhado: quem são os acompanhantes? Familiares (qual o grau de parentesco), amigos, vizinhos? Profissionais de saúde? Policiais? Como se relacionam com ele: com cuidado, indiferença ou com hostilidade? O usuário demonstra preferência pela companhia de um dos acompanhantes?

- Como se apresenta: vestido de maneira habitual ou estranha (alguma particularidade)? Está desarrumado, limpo ou sujo?

- Está contido fisicamente? O que ele diz e o que dizem os acompanhantes sobre a contenção? Houve episódio de auto ou heteroagressividade? Foi desencadeado por algum desentendimento ou sem motivo aparente? É dependente químico? Qual a droga usada?

- Está sedado? Inquieto? Desorganizado? Agitado?

- Apresenta fala lenta ou acelerada?

- Está atento? Orientado no tempo e no espaço?

- O pensamento está organizado? Ouve vozes? O que elas dizem?

- Como está a percepção? Apresenta alucinações visuais, auditivas, olfativas, táteis, cinestésicas (sensação de movimentos do corpo, percebe seu corpo se movendo)?
- Como está o humor? Exaltado, deprimido?
- Tentou suicídio? Houve tentativas prévias?

Deve-se também coletar informações sobre sintomas físicos do usuário, doenças que apresenta (hipertensão, diabetes ou outras), estado geral e condições de nutrição e hidratação, além de verificar os sinais vitais (avisar ao médico em caso de alteração) e se a integridade está preservada ou se há presença de ferimentos e lesões.

Essas e outras informações devem ser claramente redigidas no prontuário, com assinatura e carimbo do profissional.

A seguir, discorreremos sobre a assistência de enfermagem aos usuários que apresentam os quadros próprios da área da saúde mental. Essas orientações devem ser transmitidas aos familiares/cuidadores sempre que necessário.

Pessoas que apresentam ansiedade

A ansiedade é uma emoção vivida por todas as pessoas e, em alguns momentos da vida, em face de pressões, perdas, insucesso, punições, pode se tornar mais presente. Um grau mais intenso de ansiedade, portanto, é um sinal de alarme. Aumentando mais ainda, é sinal de que está havendo um desequilíbrio, um transtorno de ansiedade. A pessoa fica muito apreensiva, com a impressão de que algo de grave vai acontecer, em geral sem motivo aparente; o real motivo é um conflito que ela não conhece (inconsciente). É, portanto, inútil insistir em perguntar por que ela está ansiosa. Também não a tranquilizará dizer-lhe para não se preocupar, que não há motivos para estar assim, que logo estará melhor, etc., pois isso, além de ser algo que não se pode garantir, não eliminará a ansiedade e, mais ainda, provavelmente lhe dará a sensação de não estar sendo compreendida. O que ajuda, na situação de ansiedade, é ter alguém próximo, disponível, sem pressa, pronto para escutar mais do que falar, demonstrando interesse, sem reprimir a expressão da ansiedade, aos poucos propondo novos assuntos, uma caminhada ou alguma atividade que possa interessar o usuário.

A crise de ansiedade é uma situação na qual a pessoa pode apresentar manifestações fisiológicas, com aumento da frequência cardíaca, alteração da pressão arterial, dilatação das pupilas, pele fria e pegajosa, além de muita apreensão. Sua sensação é a de que algo grave vai acontecer, porém, ela não sabe exatamente o quê. Portanto, insistimos, não cabem perguntas sobre o motivo de sua ansiedade, nem tentativas de tranquilizá-la dizendo que nada de sério acontecerá. Pode-se imaginar como deve ser difícil pressentir que algo de grave vai acontecer e sentir-se incompreendido. Escutar aquilo que o usuário tem a dizer é importante, para aliviá-lo, assim como administrar a medicação prescrita e estar junto, não deixá-lo sentir-se abandonado em um momento difícil.

Pessoas em pânico

Outra manifestação de ansiedade é o transtorno do pânico (uma das formas do transtorno de ansiedade). Os sintomas variam de pessoa para pessoa, mas em geral ocorrem palpitações, dor no peito, sensação de choque, tontura, sentimentos de irrealidade, com ansiedade intensa, sensação de morte ou enlouquecimento iminente, sem motivo aparente. Essas situações agudas costumam durar pouco tempo. Como são imprevisíveis, provocam medo de ficar sozinho ou de frequentar lugares públicos. Novamente, não é indicado dizer ao usuário que não se preocupe, que "não há motivo para estar assim" – pois para ele há. E é por meio de uma presença solidária, acolhendo suas manifestações de ansiedade e ouvindo o que ele tem a dizer, ou simplesmente ficando junto, que a enfermagem pode ajudá-lo.

O tratamento indicado para as pessoas que apresentam o transtorno do pânico é o psicoterápico, se necessário acompanhado de medicação.

Pessoas que apresentam medo extraordinário

Além da situação descrita no tópico anterior, a ansiedade pode não aparecer livremente, sentida e expressa como tal pela pessoa, mas se apresentar apenas diante de um estímulo específico. São os transtornos fóbicos; os mais comuns são: fobias de determinados animais, como cachorro: cinofobia; de situações em que a pessoa fica exposta a críticas, se expondo em público: fobia social; de ferimentos com sangue: hematofobia; de lugares fechados, como elevadores e túneis: claustrofobia; ou de espaços abertos: agorafobia; de altura: acrofobia; de estranhos: xenofobia; etc.

Aqueles que apresentam fobias levam, em princípio, uma vida como outra pessoa qualquer, salvo quando se veem em proximidade com o objeto fóbico; mas certas fobias – por exemplo, a de espaços abertos – invadem a vida da pessoa, limitando-a.

É fundamental a postura de respeito em relação à pessoa que apresenta essa dificuldade. Da mesma forma que se trata o usuário com transtorno de ansiedade, não adianta dizer à pessoa que apresenta fobia que seu medo é exagerado, usando argumentos para mostrar que "não há motivo real" – isso ela já sabe e, mesmo assim, não consegue controlá-lo. Mais negativo ainda seria querer forçá-la a entrar em contato com o estímulo que lhe provoca a fobia, com a intenção de provar que não existe razão para tal; nesse caso, sua ansiedade só aumentaria.

Pessoas que realizam rituais

Há pessoas que manifestam pensamentos, palavras ou gestos que se repetem várias vezes. Trata-se do transtorno obsessivo-compulsivo. Esses pensamentos, essas imagens – obsessões –, são reconhecidos como pensamentos dela, mas invadem sua mente contra sua vontade; ela tenta resistir, mas não consegue. Os atos ou rituais repetitivos – compulsões – não visam realizar algo de útil, mas frequentemente são vividos pela pessoa como atos que vão prevenir determinada situação imaginária, que causaria dano a ela própria ou a outros.

Se o usuário foi invadido pelo pensamento de que contraiu uma doença contagiosa, pode passar o dia lavando as mãos ou mesmo as roupas, os móveis, as paredes. Pode contar várias vezes nos dedos, antes de fazer

O CUIDADO E A ENFERMAGEM NA EQUIPE DE SAÚDE1

qualquer coisa, ou dar alguns passos para a frente e outros para trás, sem conseguir avançar. O ritual proporciona alívio e, se for interrompido, pode provocar muita ansiedade.

A enfermagem vai aceitar que o usuário realize os rituais sem chamar atenção para isso, sem criticá-lo nem apressá-lo, pois ele mesmo critica seu comportamento e sofre com isso, mas a execução dos rituais é incontrolável. É importante estimular essas pessoas a participarem das oficinas, porém, como elas têm dificuldade em tomar decisões – em parte, os rituais servem para que se esquivem de tomá-las –, devem ser convidadas, de preferência, para atividades conhecidas, sem que se exija que façam escolhas.

Pessoas que apresentam sintomas físicos sem base orgânica

Sintomas como paralisia dos membros superiores ou inferiores, anestesias, desmaios, convulsões, cegueira, surdez, afasia (perda total ou parcial da capacidade de falar) sem comprometimento orgânico podem estar expressando a negação de um desejo ou de um impulso inaceitável. Nesse sentido, uma cegueira pode significar "não quero" ou "não posso" ver ou tomar conhecimento de determinada situação, determinado sentimento ou pensamento. O desprazer causado pelos problemas e conflitos não resolvidos é transformado, inconscientemente, em sintomas físicos. Uma característica dessas situações é que a pessoa não parece se preocupar muito com o sintoma, podendo isso ser interpretado, erradamente, como simulação.

Esses problemas – transtornos conversivos – antigamente eram classificados como "histeria de conversão".

Existem outros transtornos que se caracterizam por queixas ou preocupações com sintomas físicos (tonturas, dores nas costas, dores abdominais), na ausência de doença física demonstrável. Uma pessoa que acredita ter uma doença grave, a partir de múltiplas queixas não provocadas por qualquer transtorno físico, está apresentando hipocondria.

É importante deixar claro que, mesmo não havendo comprometimento orgânico demonstrável, para a pessoa, aquela incapacidade funcional ou aquela doença existe. Às vezes, essas pessoas são maltratadas, principalmente em serviços de emergência, por considerar-se que estão simulando o sintoma apenas para "chamar atenção". Em geral, elas podem ser tratadas somente com psicoterapia, mas em alguns casos é indicado que frequentem também o CAPS.

A enfermagem, voltada para o cuidado da pessoa, não vai valorizar os sintomas, nem indagar sobre eles, já que sabe que eles resultam de mecanismos inconscientes. Vai aceitar o usuário como pessoa e valorizá-lo no que tem de positivo – suas opiniões, sua participação nas oficinas, nas reuniões, etc. Em algumas situações – por exemplo, insistência em mais medicação –, a equipe pode decidir adotar uma atitude mais firme que, no entanto, não deverá ser repressiva (mantendo-se atenção para não tornar generalizada essa atitude dura). No caso de situações mais dramáticas – por exemplo, convulsão –, procura-se isolar o usuário, evitando que se forme à sua volta uma aglomeração de pessoas ansiosas com a situação, dando diferentes sugestões.

Pessoas deprimidas

Todo indivíduo passa por experiências de tristeza, pesar e luto. Alguns, porém, vivenciam uma tristeza mais profunda e mais duradoura do que o habitual: o transtorno depressivo. Além disso, também manifestam sentimentos de perda, de fracasso, de inutilidade, culpa e vergonha.

No caso de episódio depressivo leve ou moderado, a pessoa apresenta humor deprimido, fatigabilidade aumentada, perda de interesse e da capacidade de sentir prazer.

O episódio depressivo também pode fazer parte do transtorno bipolar, cuja outra fase é a mania.

Anteriormente, era denominada psicose maníaco-depressiva a situação caracterizada por episódios repetidos nos quais o humor e o nível de atividade do cliente estavam alterados: ora o humor elevado e a energia e a atividade aumentados – fase da mania –, ora rebaixamento do humor

O CUIDADO E A ENFERMAGEM NA EQUIPE DE SAÚDE[1]

e diminuição da energia e da atividade – fase da depressão. Os episódios depressivos tendem a durar mais tempo do que os maníacos.

No episódio depressivo leve ou moderado, o usuário está razoavelmente orientado para a realidade, percebe seus problemas, mas não consegue resolvê-los sozinho. No caso do episódio depressivo grave, porém, o usuário está mais distante da realidade. Ele pode perceber seu corpo cheirando mal – alucinações olfativas –, apodrecendo, e pode ouvir vozes que o acusam – alucinações auditivas. Também pode pensar que o mundo vai acabar ou acredita que praticou atos maus e deve ser punido – ideias delirantes. Consequentemente, poderá apresentar atitudes punitivas de autoagressão, com risco de suicídio.

Pode haver retardo psicomotor e, em casos extremos, o usuário fica imóvel, mudo e insensível aos estímulos do ambiente – estupor depressivo. Sua fala, seu movimento, sua respiração, sua digestão e sua eliminação estão mais lentos, assim como seu pensamento. Apresenta também insônia. Este usuário necessitará de acompanhamento nas 24 horas.

A enfermagem deve verificar se a ingesta de líquidos e alimentos é suficiente, se ele está eliminando normalmente (podem ser necessários alimentos que estimulem a função intestinal) e se não está perdendo peso – este deve ser controlado semanal ou mesmo diariamente, dependendo da avaliação –, bem como as condições de seus sinais vitais. Devem ser observados quaisquer sinais de infecção ou lesão no corpo do usuário, já que, se houver, ele pode não mencioná-los por considerá-los uma justa punição. É necessário verificar se ele está aquecido, principalmente nas extremidades, pois sua circulação se torna mais lenta.

Seu pensamento, sua fala se encontram lentificados e exigem certa paciência do profissional que está cuidando. Não é aconselhado apressá-lo, completando suas frases, por exemplo, o que reforçaria a ideia de que ele é uma pessoa que está incomodando.

Deve-se acompanhá-lo no repouso e durante o sono, verificando se ele está dormindo, já que nesses casos a insônia é frequente. Um leite quente, uma massagem nas costas, sentar um pouco ao seu lado podem ajudá-lo a relaxar e dormir. Também é importante que alguém permaneça a seu lado, ou venha vê-lo frequentemente, pois nos momentos de insônia as ideias de suicídio podem surgir com mais força. É importante entender que nesses casos o suicídio não é uma escolha, mas a procura de interromper uma dor insuportável; assim, não cabe fazer afirmativas como "Durma, que amanhã tudo passará", "Não quero mais ver você triste".

Para esses usuários, costuma ser prescrita uma medicação antidepressiva; mas ela levará de duas a três semanas para fazer efeito. A enfermagem deve ficar atenta e verificar se os medicamentos estão sendo ingeridos (e outros cuidados, indicados no tópico referente aos medicamentos, neste capítulo). Não se deve expressar piedade em relação a esse tipo de usuário, ou considerá-lo um "coitadinho", ou afirmar que ele é bom, esforçado, etc.; essa conduta tenderia a aumentar seu sentimento de culpa e os sentimentos de hostilidade voltados para si mesmo. Quando esses clientes reclamam, ou se zangam, pode ser sinal de que estão melhorando: a hostilidade que estava voltada para dentro de si está começando a ser dirigida para fora.

Quando este usuário está com o humor muito deprimido, quieto, é preciso estar muito atento ao risco de suicídio, quer ele o expresse claramente ou não. Pode-se perceber o risco a partir de atitudes ou falas demonstrando desamparo, desesperança ou desespero; são sinais significativos, que devem nos deixar atentos. Pessoas desanimadas, usando seguidamente expressões como "não vale a pena", "a vida está insuportável", estão nos dando "dicas" de que estão com ideia de suicídio, estão comunicando pensamentos e sentimentos que devem ser entendidos como um pedido de ajuda. Pode acontecer que um fato, ou pensamento, que a pessoa não consegue aguentar, gerando um sofrimento insuportável, sem que ela veja solução para

> **Em todos os tipos de agitação, o importante não é acabar logo com a crise de qualquer maneira, mas cuidar do usuário.**

o problema, a leve a cometer um ato impulsivo, se jogando por uma janela, abrindo o gás do fogão, colocando fogo em sua roupa ou se enforcando (com alguma faixa ou peça de vestuário). Para que isso não aconteça, o usuário deve estar acompanhado constantemente, e é preciso que o profissional fique bem atento. Não cabe minimizar a situação, dizendo coisas do tipo: "Que ideia boba, querer morrer". Mas, se surgir o tema suicídio, não se deve disfarçar; falar sobre o risco com delicadeza não o aumenta, e sim o reduz.

Se o usuário estiver extremamente deprimido, lentificado, pode até não ter condições de planejar a maneira como levará à frente esta ideia. Quando está melhorando, com o pensamento um pouco mais organizado, é que poderá planejar e executar a ação. Portanto, é um momento em que necessita de mais atenção, não se deixando ao seu alcance, armas, venenos, cordas, facas ou outros objetos cortantes, ou medicamentos. Se ele indagar a respeito disso, cabe esclarecer que essa é uma medida para protegê-lo. Isso não significa que ele não deva usar talheres, ou que não possa usar uma tesoura na TO; pode fazê-lo, sob vigilância constante, mas discreta (pois sendo ostensiva estaria chamando a atenção para o risco); ao final da atividade, é importante conferir se todas as tesouras foram devolvidas.

Muitas vezes, a ideia não é exatamente de morte, mas, sobretudo, de querer acabar com um sofrimento que é intenso, insuportável. Nesse caso, a pessoa vivencia a ambivalência – quando há paralelamente a vontade de morrer e o desejo de viver, desde que consiga suprimir aquele sofrimento. E é a existência da ambivalência, com indecisão entre esses dois movimentos, que pode levar a pessoa a mostrar seu sofrimento e pedir ajuda para amenizá-lo – o que então possibilita que se faça algo por ela, estimulando que verbalize seu sofrimento, de forma a afastar o risco de suicídio (paralelamente ao uso da medicação).

Possivelmente esse usuário estará internado. O profissional de enfermagem deve ficar atento a ele, conversando, acompanhando-o em pequenas atividades, ao mesmo tempo que mantém a vigilância. Caso ele pergunte diretamente se o profissional está ali para vigiá-lo, não cabe disfarçar; nesse caso, pode-se mostrar que ele fez referência à possibilidade de um ato destrutivo, ou que tentou suicídio, e que a vigilância tem o objetivo de protegê-lo, pois seu estado está alterado.

Havendo usuário com esse risco na unidade, mais do que nunca deve-se evitar que estejam disponíveis fósforos, isqueiros, facas, tesouras, cartelas de medicamentos, colares, faixas ou outros materiais que possam ser usados em tentativa de suicídio. Em paralelo, o material de emergência deverá estar checado, pronto para uso. Se o cliente tentar suicídio (nem a internação consegue evitar inteiramente que isso aconteça), devem ser prestados os cuidados de emergência em relação ao sangramento, à sufocação ou a quaisquer consequências da tentativa. Deve-se isolar o usuário, evitando situações de pânico. É importante permanecer com ele, oferecendo, mais do que vigilância, acolhida e escuta.

Pessoas exaltadas

São usuários hiperativos, que falam muito – logorreicos –, andam, pulam e dançam. Sua energia está aumentada, inclusive a sexual. Eles interagem com todos os que estão à sua volta, com excessiva familiaridade, e podem irritar-se facilmente. Extremamente sensíveis aos estímulos, respondem a todos eles ao mesmo tempo, distraindo-se facilmente. Não têm condição de ficar quietos, e não se deve exigir isso deles, pois não conseguem controlar-se.

Uma vez que seu afeto mostra-se elevado, eles podem manifestar desde uma jovialidade despreocupada até uma excitação de difícil controle. Essas pessoas apresentam um episódio maníaco. Nas formas mais graves, elas têm também ideias grandiosas, delirantes – falam sobre as mansões e o dinheiro que possuem, e podem até fazer compras, emitir cheques de valores altos –, ou chegam a dizer que descobriram a forma de curar uma doença rara, por exemplo. Nesse caso, os usuários não devem ser ridicularizados, nem tratados como mentirosos, pois não têm controle sobre o conteúdo de seu pensamento. Da mesma forma, não controlam suas associações de ideias

– fuga de ideias – feitas com tal rapidez, que não conseguimos acompanhar seu pensamento.

O episódio maníaco pode fazer parte do quadro denominado transtorno afetivo bipolar, no qual o usuário apresenta-se ora em estado maníaco, ora em depressão. O uso do carbonato de lítio tem sido eficaz no tratamento da mania e na prevenção da recorrência do transtorno bipolar. Esse usuário, em geral, precisa de internação, ainda que sua recuperação costume ser completa entre os episódios. Por causa da hiperatividade, ele tende a se alimentar pouco, sendo necessário, então, observar e registrar sua ingestão de líquidos e alimentos. Se ele não consegue ficar sentado para a refeição, é preciso oferecer-lhe leite, sucos, frutas; deve-se verificar o seu peso semanalmente.

Trata-se de um usuário que dorme pouco, mas não parece fatigado. Acorda cedo, veste-se de maneira característica – com roupas coloridas e muitos enfeites – começa a acordar os outros e, às vezes, provocá-los. É preciso impor-lhe limites. Mas, se isso for feito de maneira autoritária, é possível que ele reaja mal, criando-se uma situação de agressividade. Se, ao contrário, os profissionais conversarem com ele de modo firme, mas cortês, explicando-lhe com coerência as razões desse limite, mostrando respeito e compreensão, é possível que ele atenda. A esse usuário, que acorda às 5 horas da manhã cheio de energia, a enfermagem vai mostrar que é preciso respeitar o sono dos colegas, mas também vai ajudá-lo a usar essa energia, encaminhando-o ao pátio, para que corra, faça ginástica, etc. Usuário desse tipo muitas vezes causa irritação nos profissionais, em virtude de suas atitudes e dos confrontos que provoca; é importante evitar o confronto e discutir sobre isso nas reuniões de equipe, buscando encontrar maneiras de lidar com ele.

Pessoas que se isolam

Existem usuários que se isolam, falam pouco, evitam contatos sociais. Outros, mais ensimesmados ainda, recusam-se a participar de qualquer atividade, a falar ou só respondem por monossílabos, parecendo totalmente indiferentes. Ao contrário dos usuários que apresentam humor elevado ou rebaixado, esses ficam apáticos.

Se obtivermos dados sobre a história de vida deles, é possível que em muitos casos encontremos desde cedo repetidas situações de desaprovação, de fracasso nas relações. Então, aos poucos, eles vão se distanciando, se desinteressando do mundo, como forma de se proteger das frustrações. Retirando seu investimento emocional do mundo externo, voltam-se para si mesmos e criam um mundo próprio, que substitui o real.

Quando a enfermagem tenta aproximar-se, em geral encontra resistência, já que uma relação interpessoal é vivida como uma ameaça por ele que, às vezes, evita até a aproximação física. Pode-se tentar um contato, muito delicadamente, com algo que o interesse – se se conseguir fazer alguma observação nesse sentido, ou se a família der alguma informação –, mas sem forçá-lo a responder; ele o fará quando puder. Se ele ficar escrevendo, talvez já esteja menos isolado (o texto pode ter relação com alguém). Se ele se interessar pela televisão, por exemplo, podemos sentar ao lado, tecendo algum comentário sobre o programa, procurando iniciar uma conversa (jamais insistindo ou exigindo que ele responda). Caso se perceba que ele observa outra pessoa que se dedica a alguma atividade, pode-se propor algo semelhante para ele. Às vezes, a aproximação de duas pessoas – um profissional e um estagiário, por exemplo –, que vão conversando e procurando entrosá-lo, facilita o contato, pois assim ele se sente menos pressionado a responder e, mesmo que não diga nada, a conversa vai fluindo e não se cria um clima pesado.

O isolamento é uma característica geral dos usuários psicóticos que apresentam transtornos esquizofrênicos. Mas apresenta-se, sobretudo, no caso da esquizofrenia tipo catatônica. Eventualmente, esses usuários podem apresentar episódios de violenta agitação.

Na esquizofrenia, além da apatia (falta de interesse ou de resposta afetiva em situações que geralmente provocam tais reações), da inércia e da não expressão do afeto, a pessoa pode apresentar autismo (estado de alheamento

O CUIDADO E A ENFERMAGEM NA EQUIPE DE SAÚDE1

da realidade, com predomínio do mundo interior); ambivalência (existência simultânea de dois impulsos ou sentimentos opostos, como amar e odiar uma pessoa ao mesmo tempo); distorções do pensamento (ele pode pensar que forças sobrenaturais influenciam seus pensamentos e ações, ou que seus pensamentos e sentimentos mais íntimos são conhecidos pelos outros ou que situações cotidianas possuem um significado especial, destinado unicamente a ele). A consciência, no entanto, é clara e a capacidade intelectual usualmente é preservada, assim como a memória não é afetada; assim, ele é capaz de, posteriormente, lembrar-se de fatos ocorridos, do contato de um profissional que foi gentil, etc. Nesse tipo de transtorno, pode haver também alterações da percepção: aspectos secundários das coisas comuns podem parecer mais importantes que o objeto (um detalhe da estampa de uma camiseta, por exemplo), e podem ocorrer alucinações – alterações da percepção sensorial: a pessoa vê, ouve ou sente algo sem estímulo externo –, principalmente auditivas – "ouvir vozes" –, quase sempre de conteúdo desagradável. Os psicofármacos serão prescritos, mas sua ação não será imediata, como esclarecido anteriormente.

Alguns usuários apresentam extremo isolamento: diminuição marcante da reação ao meio ambiente e da atividade espontânea, que caracterizam o bloqueio psicomotor catatônico: ele parece estar distante, ausente, sem contato com o que se passa ao seu redor e precisa da presença atenta, discretamente afetiva, de alguém falando pouco, sem perguntas ou exigências.

Esse usuário mostra-se apático, aparentemente está "fora de si", mas é sensível ao que acontece, sendo capaz de perceber a disponibilidade de quem cuida dele e relatar tudo posteriormente, quando sai do estado de indiferença, pois, como já citado, a consciência e a memória não estão alteradas.

Se algum cliente mais discreto e delicado demonstrar interesse em manter contato com ele, é indicado apoiá-lo, pois a aproximação de um semelhante pode ser melhor recebida e, assim, evita-se que ele seja marginalizado ou rejeitado. Mas deve ser evitada a aproximação de pessoas muito expansivas, que o "atropelem" pedindo que reaja, exigindo mais do que ele pode dar.

Se ele recusar a alimentação, é importante que se tenha uma atenção especial em relação a isso: ele poderá ser estimulado a comer pequenas porções e a beber pequenas quantidades de sucos concentrados. É favorável que a alimentação seja levada a ele pela pessoa que ele aceita melhor, seja qual for sua formação. O peso do usuário deve ser verificado semanalmente, ou até diariamente, se necessário. Em caso de recusa absoluta, será preciso alimentá-lo por sonda. Os sinais vitais devem ser observados diariamente.

Possivelmente este usuário não estará cuidando da higiene e deve ser estimulado a fazê-lo, sem críticas a seu estado. Talvez seu corpo não esteja significando nada para ele no momento; se ele se ferir ou se a água do chuveiro estiver demasiado quente, ele poderá não dar atenção. Por isso, é importante manter esse tipo de usuário sob observação.

Pessoas desconfiadas

A desconfiança pode manifestar-se em vários graus: desde a dúvida e a desconfiança transitórias até o delírio – distúrbio do conteúdo do pensamento, com predominância da fantasia e do afastamento da realidade – de perseguição. Nesse caso, muitas vezes há necessidade de tratamento com internação.

Um usuário desse tipo, com o diagnóstico de esquizofrenia tipo paranoide, apresenta delírios – ideias – de perseguição, alucinações – percepções – auditivas em que se sente ameaçado ou recebe ordens, ou alucinações olfativas, gustativas, de sensações sexuais e outras corporais. As ideias delirantes são relativamente estáveis e, assim como as alucinações, podem ser descritas claramente pelo cliente. É importante compreender que ele não controla – ou controla parcialmente – seus pensamentos, sua ação, seus sentimentos. Este usuário, psicótico, vive as situações como se fossem reais; ele vê, ele sente, ele ouve coisas como se elas realmente acontecessem. Dar a entender a ele que essas coisas que ele vê e ouve não existem é chamá-lo de

O CUIDADO E A ENFERMAGEM NA EQUIPE DE SAÚDE1

"doido". Seu afeto não costuma estar tão ausente como em outras formas de esquizofrenia; suas perturbações do humor – que ocorrem de suas percepções – são irritabilidade, raiva repentina, receio e suspeita.

Com frequência, encontramos na experiência de vida dessas pessoas frieza e indiferença; ficou marcada, para elas, a impressão de profunda rejeição. Elas esperam constantemente ser atacadas e estão prontas a responder aos ataques, por isso se agitam e se tornam agressivas. Suas atitudes, então, provocam medo e respostas agressivas por parte dos outros, o que vem reforçar o ressentimento e o distanciamento dessas pessoas.

Esse é o tipo de esquizofrenia mais comum em muitas partes do mundo, sobretudo entre os homens. É um usuário difícil; é preciso muita sensibilidade e coerência no trato com ele. Às vezes, ele começa a confiar em alguém, mas um pequeno detalhe que o faça desconfiar do interesse do outro – interromper a conversa para ir atender ao telefone, ou olhar o relógio durante a conversa, por exemplo – pode atrapalhar a confiança e a relação. Ele precisa da aproximação com outras pessoas, mas, ao mesmo tempo, se assusta com isso. Ele pode ser hostil, mesmo quando o tratamos gentilmente. Interessar-se por ele mantendo certa distância é o melhor que se pode fazer, pois essa atitude é sentida pelo usuário como menos ameaçadora do que uma abordagem muito amistosa e próxima.

Em relação às ideias delirantes de perseguição e de grandeza, a conduta é delicada. Não se trata de concordar – pois, assim, estaríamos reforçando-as – nem de discordar, desqualificando-as – pois, para ele, essas ideias são verdadeiras e, se não acreditamos no que ele afirma, sua vivência vai ser de que estamos contra ele. É preciso aceitar, compreender; essas ideias delirantes têm sentido para o usuário; são a defesa de que ele necessita, são sua verdade para enfrentar uma angústia de despedaçamento. Provavelmente, ele só abandonará essa defesa quando se sentir suficientemente bem; mas seria ingênuo acreditar que o pensamento e o comportamento dele vão mudar com explicações ou orientações (se fosse assim, os familiares dariam conta, nem precisaria de tratamento...). A experiência do acolhimento, de aproximação com alguém, associado ao uso da medicação antipsicótica é que vai promover mudanças. Esse tipo de usuário costuma ser descuidado com a higiene e a aparência. Às vezes não come, não bebe e rejeita a medicação, com medo de ser envenenado. Ele normalmente não aceita cuidados. Mas poderá aceitá-los, se forem oferecidos por uma pessoa na qual confie. Essa pessoa eleita, essa "ponte", pode pertencer ou não à equipe de enfermagem; pode ser outro profissional, ou estagiário, ou até outro usuário; é importante que possamos contar com essa pessoa, já que é dela que o usuário está aceitando o cuidado – o alimento, a medicação – naquele momento.

Trata-se de um usuário que tem de ser acompanhado, muitas vezes com internação. Pode se tornar agressivo, e tanto ele quanto os outros devem ser protegidos. A agressão pode ser sua maneira de fazer contato. A agressão verbal, na medida do possível, deve ser tolerada, dando-se a ele a liberdade de se expressar. O profissional deve entender que se trata de uma dificuldade, de uma resposta a partir de uma percepção alterada, e não de uma agressão dirigida a ele pessoalmente.

No dia a dia da instituição, devem ser proporcionadas atividades a esse usuário, sem, no entanto, forçá-lo a participar e sem estímulos em excesso. Se ele se interessar por algo, que um profissional sensível possa perceber, vale acompanhá-lo.

Pessoas em crise de agitação

Muitas situações, se observadas e bem trabalhadas, não evoluem para uma crise de agitação. Isso é muito importante, porque depois de instalada a crise, em geral há necessidade de contenção do usuário, o que vai reforçar sua ideia de estar sendo forçado e, portanto, de precisar se defender. No entanto, por vezes surge uma situação imprevista que necessita de intervenção imediata; se o usuário começa a quebrar objetos ou a bater em pessoas e não atende à abordagem verbal dos técnicos, a contenção deverá ser assumida e executada por todos os profissionais que se encontram por perto; é uma decisão que tem de ser tomada e efetivada de forma muito rápida.

O CUIDADO E A ENFERMAGEM NA EQUIPE DE SAÚDE[1]

Nas unidades de emergência, ocorre com certa frequência que usuários cheguem agitados, muitas vezes trazidos pelo Corpo de Bombeiros. Pessoas com alterações do pensamento (ideias delirantes de perseguição e de grandeza) e da percepção (alucinações), assim como aquelas que apresentam atitudes antissociais, podem entrar em agitação. A conduta adequada não é concordar nem discordar, mas – com a atitude mais calma possível – procurar compreendê-las, ouvindo-as e dialogando. Evita-se ao máximo fazer a contenção física do usuário. Mesmo se ele age de maneira desafiadora, procura-se argumentar, negociar até onde for possível. Havendo ameaça ou início de agressão, uma estratégia a ser adotada é reunir certo número de pessoas (pelo menos cinco, entre profissionais da equipe e vigilantes) para inibir a agitação. Certamente, para atuar bem, todos precisam estar previamente orientados, sabendo claramente o que fazer nesse tipo de situação. Enquanto essas pessoas da equipe fazem um círculo em torno do usuário, o líder do grupo, colocado à frente dele, fala, de forma tranquila e firme (o tom de voz – calmo e firme – é tão ou mais importante do que as palavras pronunciadas). Às vezes essa demonstração de força define os limites e pode ser suficiente como contenção. Caso não seja, a equipe vai ter de conter fisicamente o usuário – evitando lutas e ferimentos – explicando o que está sendo feito. O grupo terá combinado com antecedência quem segura cada membro (ombros e braços, quadris e joelhos) e quem segura a cabeça do usuário. Isso deve ser feito em ação coordenada, com rapidez; a seguir ele é levado ao leito, onde são colocadas faixas de contenção. Recorre-se, nesses casos, ao uso de medicação injetável, com vistas à ação rápida.

O usuário pode estar percebendo uma pessoa, ou uma situação, como muito perigosa, assustadora, e é importante que a abordagem não reforce essa ideia. Caso a "pessoa perigosa" seja alguém presente, é melhor que se retire nesse momento agudo. Outras vezes, a agressividade resulta da impossibilidade de o usuário aceitar a lei e ele pode estar querendo testar a equipe, tentando impor sua vontade de forma hostil, fazendo ameaças. Nesse caso, recomenda-se uma atitude bem firme, analisando com ele o que está acontecendo na realidade. A contenção, então, vai estabelecer o limite, respeitando a integridade física do usuário, bem como das demais pessoas presentes. Nunca se deve recorrer à antiga manobra da "gravata".

Essa situação, que acontece em qualquer lugar, sem hora marcada, pode pegar alguns profissionais desprevenidos, e é normal que tenham receio. Diante de um usuário agitado, é importante não ficar a sós, muito menos em lugar fechado; deve-se pedir ajuda aos colegas e aos vigilantes.

É necessário ter claro que, no manejo de usuários em agitação psicomotora com auto ou heteroagressividade, a contenção física é um procedimento terapêutico que só vai ser implementado após terem se esgotado todos os outros recursos disponíveis, como abordagem verbal (de preferência pelo membro da equipe que tem melhor contato com ele), contenção psicológica (vínculo) e medicação específica. Não deve ser utilizada como um procedimento isolado no manejo do usuário agitado ou violento, mas como uma maneira para conseguir fazer a abordagem verbal, garantindo a segurança dele e dos presentes. É importante tentar reduzir aquilo que possa descontrolar o usuário; afastar os colegas; explicar o motivo da contenção; fala congruente com o que se faz: não vale dizer "estamos fazendo isso para o seu bem" e agir de forma desafiadora, irritada; nosso objetivo é evitar agressões, acalmando-o; e não se acalma ninguém impondo submissão. Um usuário descontrolado necessita muito de nossa ajuda com o mínimo de tensão possível; ele não deve ser provocado nem humilhado; a abordagem precisa ser delicada e firme para acalmá-lo. Os profissionais precisam colocar-se solidários com ele, em face da dificuldade que ele está vivendo. Tratar um usuário como "louco perigoso" pode estimulá-lo a tornar-se realmente esse personagem.

A arte do cuidado é encontrar uma saída que não seja violenta. Por exemplo, uma vez chegou ao nosso serviço, trazido pelos bombeiros, um adolescente muito agitado, contido, algemado, gritando que havia matado várias pessoas e ameaçando matar os presentes. Nossa enfermeira inspirada estava de plantão, tentou conversar com ele, sentou-se perto e disse, com calma, que ele não lhe fazia medo. Percebendo que ele foi

O CUIDADO E A ENFERMAGEM NA EQUIPE DE SAÚDE1

sensibilizado por essas palavras, mandou retirar as algemas e deu-lhe um abraço. O menino passou a chorar muito, dizendo que era tudo mentira, ele não havia matado ninguém; foi preso porque havia roubado chocolates numa loja muito vigiada. Situação de usuário agitado bem resolvida, sem uso de contenção.

No entanto, às vezes, a contenção mecânica é necessária. É uma medida usada na crise de agitação, para limitar os movimentos de uma pessoa por meio de um dispositivo físico, indicada para prevenir danos físicos à própria pessoa, a terceiros ou dano significativo ao ambiente. É uma conduta médica; assim, o procedimento deverá ser prescrito pelo médico, registrado no prontuário. No momento da contenção, devem estar presentes membros da equipe de enfermagem e o médico responsável pelo caso (na ausência deste, outro médico da equipe ou o plantonista); se necessário, são convocados também alguns vigilantes. Deve-se verificar se o usuário porta objetos que representem risco (como isqueiros, facas), que devem ser retirados, assim como anel, relógio, colar ou outro objeto.

O procedimento consiste em utilizar quatro faixas (de preferência acolchoadas), uma em cada membro (superiores e inferiores). Se o usuário estiver muito agitado, pode ser necessária uma quinta faixa torácica, que deve ser posicionada somente após a imobilização dos membros, transversal ao tórax (e não em paraquedas); esta faixa não deverá causar nenhum impedimento à expansão da caixa torácica. As faixas devem ser acolchoadas com algodão e feitas de material resistente. O usuário deve ser contido, preferencialmente, em decúbito dorsal e com a cabeça levemente elevada. Deve-se manter uma posição de braços que possibilite acesso intravenoso.

O usuário (e eventualmente familiar presente, quando na emergência) deve ser orientado pelo médico e/ou enfermeiro sobre as razões da contenção, procurando-se acalmá-lo. Ele será medicado, de acordo com prescrição, e ficará em observação durante todo o período de contenção, preferencialmente acompanhado ou, na impossibilidade, sendo visitado pela enfermagem no máximo de 30 em 30 minutos, quando será reavaliado nos itens a seguir:

- nível de consciência;
- sinais vitais;
- estado dos membros contidos, com especial atenção à possibilidade de garroteamento de extremidades: cianose, edema, palidez, temperatura fria;
- auxílio nas eliminações;
- higiene;
- necessidade de mudança de decúbito;
- impressões/solicitações do usuário.

Em caso de sede, molhar um algodão e passar nos lábios. A cada hora deve-se realizar o relaxamento das faixas, em rodízio, com massagem nos locais de contenção. O usuário deverá ser reavaliado de rotina a cada hora pelo médico responsável pelo procedimento e sempre que for considerado necessário para verificação da necessidade de manutenção da contenção e eventual necessidade de medidas complementares. Deve-se desfazer a contenção imediatamente em casos de emergência clínica como dificuldades respiratórias, crises convulsivas ou outras.

A contenção mecânica deve durar, sempre, o menor tempo possível e as faixas devem ser retiradas, gradativamente, assim que a agitação/agressividade estiver sob controle, iniciando pelo tórax, após membro inferior de um lado, membro superior do outro lado até a retirada completa.

Os motivos e as particularidades do procedimento devem ser registrados no prontuário: razão da contenção, alternativas realizadas previamente, reações do usuário e cuidados prestados. Deve ser registrado também no relatório da unidade.

Observação: se algum funcionário, por ser novo ou por estar fragilizado por algum motivo, estiver sentindo medo, é melhor que naquele momento não participe da equipe de contenção. Vale o mesmo para aquele que não tiver boa relação com o usuário. Sendo indispensável a participação deles, é indicado que fiquem na retaguarda, não assumindo a liderança do cuidado.

O CUIDADO E A ENFERMAGEM NA EQUIPE DE SAÚDE1

Novamente citando Lobosque (2014, p. 42):

> Segurar ou conter fisicamente um usuário não é uma medida que um ou mais profissionais de nível superior possam ditar para os auxiliares/técnicos de Enfermagem, afastando-se e deixando que façam tudo sozinhos. Tais medidas devem ser executadas conjuntamente por tantas pessoas quanto se fizerem necessárias, seja qual for sua formação profissional. Portanto, em prol da segurança geral, todos os membros da equipe, seja qual for sua formação profissional, devem conhecer as técnicas adequadas de contenção, assegurando que ela seja realizada de forma tão pouco desconfortável quanto possível. Não é admissível, em hipótese alguma, ferir fisicamente ou humilhar moralmente o usuário.

É uma posição com a qual concordamos plenamente. A participação dos demais profissionais não costuma ser a prática nas unidades de emergência ou nas unidades de internação, mas é um objetivo a ser perseguido.

Pessoas com comportamento antissocial

Essas são pessoas que realizam atos impulsivos, que contrariam as normas e as condutas sociais, sem uma motivação racional clara. Esses atos podem representar uma tentativa de a pessoa compensar sua dificuldade de adaptação; por exemplo, o adolescente que se liga a delinquentes, na busca de alguém "forte", um "pai" que lhe dê limites e o proteja. Crianças ou adolescentes que cometem pequenos furtos, "matam aula" ou são cruéis em relação a outras crianças ou animais muitas vezes estão desafiando a autoridade, à procura de limites e punição. Muitas vezes, no próprio ato aparece a procura da punição. É o caso, por exemplo, do jovem que rouba dinheiro da bolsa de um colega, deixando-a visivelmente aberta, para ser percebido; ou então da pessoa que, dirigindo um carro, ultrapassa o limite de velocidade no sinal vermelho, na frente de uma blitz da polícia.

Encontramos também pessoas cuja vida é dominada pelo jogo ou que têm comportamento incendiário ou que roubam objetos para depois jogá-los fora ou armazená-los. Na história de vida dessas pessoas percebemos, frequentemente, uma dificuldade em relação a limites, a valores, a distinguir o que é certo e o que é errado. Muitas vezes, elas conviveram com adultos que transmitiram valores opostos: um permitia o que o outro proibia; ou então, o mesmo adulto, nos momentos de bom humor, aceitava que ela fizesse coisas que, em outros momentos, resultavam em punição, de tal forma que seu julgamento, seu critério de valores, foi formado sem coerência, de modo anárquico. Ou então foram pouco acompanhados de perto e tentavam, com essas ações antissociais, chamar os adultos para se ocuparem mais deles. Esses usuários apresentam transtorno de personalidade antissocial, que às vezes já teve início como transtorno de conduta na infância/início da puberdade.

São situações bastante difíceis. Eles não percebem suas dificuldades e não desejam se tratar; quem procura ajuda é, em geral, um familiar. Como eles não têm juízo crítico e não obedecem a regras ou normas, frequentemente estão em conflito com a lei e podem ser presos. Encontram-se poucas pessoas com essas características nas instituições de saúde mental. É mais frequente que a enfermagem as encontre nos hospitais gerais, quando adoecem fisicamente. Costumam ser pessoas inteligentes, agradáveis, que atraem facilmente a simpatia dos demais e usam essas qualidades para obter o que querem (álcool, outras drogas, fuga).

É preciso estar alerta para essas manobras, bem como orientar os demais usuários, familiares e o pessoal de limpeza para que todos tenham uma atitude coerente. A equipe deve ser consistente, agindo com firmeza, mas sem mostrar desprezo ou atitudes punitivas. Deve, isso sim, discutir com franqueza os comportamentos inadequados, proporcionar atividades construtivas e também valorizar o que há de positivo nesses clientes.

É difícil, muitas vezes, aceitá-los, lidar com eles, e essa dificuldade é devida, em parte, ao fato de que nós mesmos nos esforçamos para controlar nossos impulsos, para aceitar as interdições impostas pelo convívio social e nos ajustar às exigências da sociedade. Fica, então, difícil aceitar alguém que transgrida, que não obedeça aos limites; daí nossa tendência a julgá-los

O CUIDADO E A ENFERMAGEM NA EQUIPE DE SAÚDE1

e puni-los. Muitas vezes esses usuários são dependentes químicos, tema que será tratado no capítulo "Uso e abuso de substâncias psicoativas ou drogas", em virtude da dimensão que assumiu na atualidade.

Assistência à criança e ao adolescente

A infância é o período mais ativo do desenvolvimento do ser humano. Se a criança apresentar, em momentos de maior ansiedade, sintomas como anorexia (aversão ao alimento), bulimia (apetite exageradamente aumentado), sono intranquilo, pesadelos, sucção do polegar, enurese, encoprese (emissão involuntária de fezes), mutismo eletivo, gagueira, tiques, dificuldade escolar, desatenção e falta de persistência nas tarefas, agitação psicomotora, pequenas mentiras, pode estar manifestando, ou não, reações patológicas. Depende do contexto em que ocorrem. É comum uma criança com o controle esfincteriano já adquirido apresentar enurese por ocasião do nascimento de um irmão. A fobia escolar pode ser somente uma reação à dificuldade em se separar dos pais. Esses "sintomas" muitas vezes desaparecem espontaneamente, mas só podem ser avaliados considerando-se a idade da criança, sua personalidade como um todo e a situação que está vivendo.

A presença do pai (partindo da ideia de que a mãe já costuma estar presente) é importante, no caso de um atendimento. Muitas vezes, a gravidez não foi planejada ou desejada e a mãe é a responsável sozinha pela criação dos filhos. No atendimento à criança, vale perguntar pelo pai, procurar convocá-lo: ele poderia participar da atenção ao filho? Há outras pessoas, seja na família ou na comunidade, que tenham conseguido lidar com a criança/adolescente, que possam ajudar, dar suporte, colaborar no tratamento? Ou, pelo contrário, estes predominantemente o rechaçam, o maltratam? Enfim, com quem podemos contar, na ajuda a essa criança? Caso se trate de uma criança em situação de abandono, a equipe deve acionar o Conselho Tutelar.

A adolescência é um período de flutuações no estado emocional a caminho do amadurecimento, de substituição do vínculo de dependência com os pais por uma relativa autonomia e de estabelecimento de uma escala própria de valores. É uma época de experiências, no plano da sexualidade, e de inconstância no vínculo com os parceiros amorosos. Da mesma maneira que a criança, o adolescente pode apresentar "sintomas" como mitomania (tendência incontrolável a mentir, fantasiar), cleptomania (tendência irresistível a roubar), fuga de domicílio, conduta sexual promíscua, agressividade impulsiva, uso de drogas e desrespeito à autoridade. Ainda que vários transtornos se iniciem na adolescência, eles não têm valor isoladamente, devendo-se sempre avaliar a personalidade do adolescente como um todo.

Em relação à criança e ao adolescente, caso apresentem problemas nessa área, a internação não é recomendada; é positivo que sejam tratados na Saúde da Família, ou outro; se necessário, frequentarão o CAPSi. Caso chegue uma criança ou um adolescente no setor de emergência, o atendimento será feito pela equipe de plantão – acolhimento e intervenções necessárias – e, caso avalie como necessário, esta equipe fará contato com o CAPSi ou a equipe responsável pela área em que a criança/adolescente mora, para que o trabalho seja feito em parceria e tenha continuidade no território.

É necessária muita atenção a um pedido de avaliação ou de internação judicial. Se a equipe considerar que tal internação não é necessária e benéfica, será preciso responder ao juiz, com relato da avaliação médica fundamentando essa decisão. E é importante fazer contato com o CAPSi para continuação do tratamento. Deve ser evitado também o uso de medicação, já que o organismo do jovem está em desenvolvimento. Aqui torna-se ainda mais importante a terapia de família, paralelamente, não só porque a maior parte dos transtornos está ligada a ela, mas sobretudo porque, sendo dependentes dos adultos, a criança e o adolescente têm de se submeter às exigências familiares.

A enfermagem deve levar em conta que a criança tem dificuldade em dizer o que está sentindo ou pensando, portanto será importante a comunicação extraverbal, por meio do brinquedo ou do desenho, por exemplo. Ela precisa de explicações simples, de respostas às suas perguntas, formuladas verbal ou extraverbalmente. Muitas vezes, a criança e o adolescente necessitam testar as regras; assim, deve-se fazer com que eles percebam

O CUIDADO E A ENFERMAGEM NA EQUIPE DE SAÚDE1

os limites, colocados de maneira firme, carinhosa e coerente por parte de toda a equipe.

Quando a criança apresenta limitações em sua capacidade intelectual – retardo mental –, ela tem dificuldade em enfrentar situações novas, planejar e tomar decisões. Não deve ser cobrada além de sua capacidade. Quando é aceita em suas limitações, consegue lidar melhor com situações conhecidas.

Registro de enfermagem

O que não está escrito pode cair no esquecimento, não chegar ao conhecimento de todos os membros da equipe ou, então, ser lembrado com lacunas ou deturpações. Daí o grande valor de um registro completo no prontuário. A enfermagem tem informações valiosas a transmitir, que devem ser registradas com letra legível. E a leitura desses registros vai possibilitar compreender o que está acontecendo. Por exemplo, à noite o usuário está andando, de um lado para outro, sem conseguir dormir; a leitura do registro do dia possivelmente vai ajudar a compreender: se ele dormiu muito durante o dia, não terá sono à noite.

O registro deve considerar o conjunto do dia do usuário. Se, por exemplo, ele passou a maior parte do tempo bem e na hora do almoço não quis comer, retirando-se do convívio e recusando qualquer contato, o registro não deve privilegiar esse momento, essa recusa, mas situá-la dentro do conjunto do dia do usuário. Ou seja: a enfermagem não deve se voltar para os aspectos negativos – aqueles que habitualmente se esperam do "doente mental" – , mas manter uma observação e uma escuta sensíveis, capazes de perceber e acompanhar pequenos movimentos.

Os profissionais de enfermagem devem conhecer os termos técnicos para usá-los corretamente nas anotações. No entanto, não é suficiente nem interessante escrever "apresentando delírios e alucinações"; é muito mais valioso explicar que ideias ele expressou, que sentimentos acompanhavam essas ideias, em que situação apareceram, etc. A enfermagem não pode ficar presa aos termos técnicos; sua linguagem é mais específica, é a linguagem viva do cuidado.

As informações devem ser redigidas com clareza e objetividade, no prontuário, com assinatura e carimbo do profissional.

Saúde mental e sistemas não convencionais de saúde

Uma dimensão do cuidado que também é importante refere-se à procura, pelas pessoas, de práticas complementares, alternativas; podemos citar: cromoterapia, auriculoterapia, acupuntura, ervas medicinais, terapia floral, hidroterapia, meditação, fitoterapia, musicoterapia, passes magnéticos, *reiki*, relaxamento, toque terapêutico. A opção por essas formas não ocorre somente em função da dificuldade de acesso aos serviços de saúde, mas também porque elas podem estar mais próximas da cultura, dos valores dessas pessoas, havendo um compartilhamento do modo de vida. Outras vezes – e isso não é incomum – as pessoas estabelecem relações entre métodos convencionais e não convencionais, recorrendo a ambos e delegando a cada um deles um segmento do problema, por exemplo, usar florais e psiquiatria. O sistema oficial habitualmente não leva em conta as interpretações e soluções oferecidas por esses outros sistemas, no entanto, a Organização Mundial de Saúde reconhece muitas formas terapêuticas ditas alternativas.

Segundo Collière (2003), a pessoa a ser cuidada dispõe de um saber, resultante de sua experiência de vida, sendo, portanto, ela a primeira fonte de conhecimento da qual se enxertam os saberes das pessoas que dela cuidam. Entendemos que cabe aos profissionais procurar perceber o que é importante para ela, o que dá sentido à sua vivência, a fim de que esse elemento seja integrado na prática do cuidado.

Assim, entendemos que o profissional de saúde necessita de um leque ampliado de conhecimentos, abrangendo as várias maneiras de compreender os fenômenos da vida e da morte, as forças energéticas, entre tantos outros saberes, de forma a dialogar com a pessoa a ser cuidada. Essas formas de cuidado e/ou tratamento não costumavam ser ensinadas nas escolas/universidades. No entanto, algumas universidades, organizações e instituições de saúde começam a oferecer-lhes espaço.

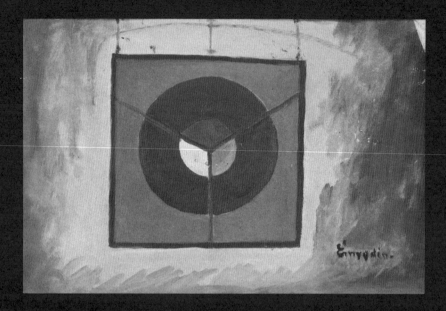

Guache sobre papel – 32,7 × 47,7 cm (21/3/1968)

Emygdio de Barros (1895-1986)
Iniciou suas atividades expressivas em 1947, após 23 anos de internação. Contrariando a visão da psiquiatria tradicional, que vê decadência no indivíduo com tantos anos de doença, sua produção atingiu alta qualidade artística. Foi reconhecido pela crítica de arte como um gênio na história das artes visuais brasileiras.

Uso e abuso de substâncias psicoativas ou drogas

Substâncias psicoativas

Substância psicoativa é uma substância química que age principalmente no sistema nervoso central, podendo alterar consciência, humor, percepção e comportamento, usada como medicação, ou em rituais religiosos, ou com finalidade recreativa. "Droga" é uma palavra que se origina do termo holandês antigo *droog*, que significa "folha seca" (já que antigamente, de maneira geral, os medicamentos eram feitos à base de folhas, de vegetais); da mesma forma, é uma substância capaz de alterar consciência, humor, percepção, comportamento. Substâncias psicoativas/drogas são usadas para tratar doenças, assim como para apaziguar ou aumentar o bem-estar físico e mental. Mas, na linguagem corrente, não se costuma usar a palavra "droga" referindo-se a uma medicação (apesar de ainda existirem "drogarias"), mas particularmente a drogas ilícitas, aquelas cujo uso é proibido por lei. Os efeitos das substâncias psicoativas ou drogas não ocorrem da mesma maneira para todas as pessoas; variam de acordo com idade, condições de saúde física e mental, fatores genéticos, tolerância, motivos do uso, entre outros fatores.

O que se sabe é que em todas as épocas, em todas as civilizações do mundo, o uso de drogas ocorreu, ocorre e possivelmente continuará ocorrendo; o que varia é a motivação para esse uso, as drogas usadas, a forma como isso se dá, os problemas que provoca e a maneira como sociedades e países lidam com a questão.

Tem-se notícia de que o álcool é utilizado desde o período Neolítico, e os gregos e os romanos o consumiam em larga escala, tendo mesmo um deus relacionado ao vinho – Dionísio, para os gregos, ou Baco, para os romanos. No ano 5000 a.C., os sumérios tratavam doenças com infusões à base de papoula (planta da qual se extrai o ópio); assírios e babilônicos faziam remédios com o sumo dessa planta, e chineses e egípcios também a consumiam; consta que Hipócrates a receitava para várias doenças.

A maconha era usada na China em 3000 a.C. e também em cerimônias religiosas na Índia, sendo levada posteriormente para a África. Entre os incas, na cordilheira dos Andes (Bolívia, Peru e Colômbia), a folha de coca era mascada pela população desde antes de Cristo, para ajudar a suportar a fome e a fadiga, para enfrentar baixas temperaturas e melhorar a respiração nas altitudes, e também em contextos religiosos, facilitando o contato com o mundo dos antepassados, importante na cultura andina. Os maias já conheciam o tabaco – que fumavam em longos cachimbos, nos rituais –, enquanto o cogumelo *amanita muscaria* (alucinógeno) era usado na América Central, e o *cactus mescal*, o peiote (também alucinógeno), nas práticas religiosas astecas.

As plantas com propriedades alucinógenas – que produzem estados alterados da percepção ou a "expansão da mente" – tinham um papel importante nas cerimônias religiosas, levando ao êxtase, à comunhão com os deuses e à intuição de profecias. Nações indígenas, na Amazônia, utilizam a *ayahuasca* possivelmente há vários séculos; atualmente, esse alucinógeno é usado em rituais religiosos do Santo Daime e da União do Vegetal.

Certamente, surgiam problemas, descontroles, por vezes, com o uso dessas substâncias; porém, nesse contexto respeitoso, comunitário, as pessoas eram tratadas de forma solidária, acolhedora; os membros do grupo iam aprendendo a lidar com essas situações.

Um ponto muito importante dessa questão refere-se aos aspectos culturais e antropológicos. Nos países de origem, essas drogas se inserem em rituais religiosos e práticas sociais; seu uso não é abusivo nem produz toxicomanias. Quando são exportadas, no entanto, perdendo o sentido simbólico, histórico, da cultura, é que se associam à busca desenfreada do prazer e podem se tornar mortais. Exportam-se as drogas, mas não o seu sentido, diz Birman (1997); é nessa trajetória que as coisas mudam.

É curioso perceber que, de certa forma, a ciência contribuiu para essa escalada das drogas, na medida em que os avanços da bioquímica e da farmacologia, na investigação do sistema nervoso, ampliaram os conhecimentos nesse campo. Por exemplo, a heroína foi descoberta a partir de pesquisas para aprimorar o uso da morfina (um derivado do ópio). Nessa procura, foi inventada a seringa, em 1853, para injetar a heroína. O novo medicamento recebeu o nome de heroína pois teria capacidades heroicas, sobretudo para curar a tosse. Mais tarde foi descoberto que essa substância facilmente provocava dependência e sua abstinência era muito dolorosa. Por sua vez, um ingrediente ativo das folhas de coca (folhas que não provocam problemas) foi isolado por um químico alemão, passando a ser usado como anestésico. Surgiu assim a cocaína, que passou a ser usada para tratar da depressão e outros problemas. Hoje é uma droga que causa sérios danos no mundo inteiro.

Com o desenvolvimento de valores mais voltados para o individualismo e o estímulo ao consumismo, ao prazer, o uso de drogas foi perdendo seu sentido original. No início do século XX, elas passaram do uso basicamente médico e religioso para o uso hedonista – buscando-se o prazer e afastan-do-se o desprazer, o mal-estar da vida. Hoje, elas são encontradas em quase todo o mundo, com a adesão de todas as camadas socioeconômicas, cultu-rais e intelectuais. Cada período, cada sociedade tem suas características; nós vivemos numa época em que se usa e se abusa das drogas, para buscar o prazer, o apaziguamento, e afastar o desconforto, o sofrimento.

A partir da descoberta dos psicofármacos, nos anos 1950, passou--se a compreender melhor o funcionamento do cérebro e a dispor de mais informações e instrumentos científicos para o desenvolvimento das drogas. Gradualmente, essa descoberta foi provocando uma grande mudança na maneira como os indivíduos se relacionam com suas dores psíquicas: com a ampla utilização dessas substâncias, baixou o limiar para suportá-las. Quando os médicos clínicos passaram a prescrever psicofár-macos para diminuir a angústia, a tristeza e o desconforto de seus clientes, o uso desses medicamentos ampliou-se. Outro aspecto a ser considerado é a velocidade dos dias de hoje: com extrema rapidez, qualquer descoberta é divulgada internacionalmente, qualquer nova droga é transportada para o mundo todo.

A partir dos anos 1980, a ideia passou a ser que se precisa estar contente, feliz a qualquer preço, ter sucesso, prazer, ser bonito e vitorioso. Para manter-se assim, recorre-se à medicação, a chamada farmacologia "cosmética". Nunca se tomou tanta medicação quanto agora, mas não necessariamente para tratar das doenças; as pessoas tomam drogas para dormir ou se manter acordadas, aliviar o estresse, se estimular, vencer as inibições, aumentar ou diminuir o apetite. Elas são utilizadas, atualmente, ao menor sinal de dor, seja física ou psíquica; às vezes, antes mesmo do surgimento da dor (por exemplo, quando se dá um tranquilizante a alguém antes de lhe anunciar uma morte), impedindo-se assim a vivência e a expressão dos sentimentos.

Além disso, vivemos num momento em que, na nossa sociedade, os valores mudaram e o que importa é o tempo presente, o sucesso, a visibilidade (a cultura da celebridade), é vencer a qualquer preço, sendo a intimidade, a interioridade, a reflexão, a palavra e a escuta relegadas ao segundo plano. Os que não se adaptam a esses padrões – os tímidos, os inseguros, os "fracassados" – não são considerados cidadãos completos. Mas podem ser transformados em pessoas aptas: a psicofarmacologia ou as drogas fornecem os meios para que elas fiquem "legais". Pode-se dizer, assim, que a psicofarmacologia e as drogas caminham na mesma direção: evitar o sofrimento.

A classificação de uma droga como lícita (legalmente permitida, vendida em bares ou farmácias) ou ilícita (legalmente proibida, sendo seu uso passível de punição) é uma questão que não depende somente do efeito da droga em si, mas de vários outros fatores sociais, culturais e econômicos. Assim, o que é permitido numa cultura – álcool no mundo ocidental, por exemplo – pode ser proibido em outra – álcool nos países de religião muçulmana. É também o caso do haxixe (semelhante à maconha), permitido em países orientais e proibido entre nós.

> **As drogas, sejam lícitas ou ilícitas, passaram a servir, em larga escala, para apaziguar as angústias provocadas pelo mal-estar da atualidade.**

A proibição de uma droga não significa que ela deixará de ser usada. Um exemplo bastante conhecido é o da Lei Seca nos Estados Unidos. Em 1919, considerando os efeitos destruidores do álcool, o Congresso americano aprovou a Lei Seca, proibindo seu uso. O resultado foi que, na clandestinidade, o comércio de bebidas alcoólicas se intensificou, assim como os crimes e a corrupção, tendo sido aquela a época áurea da máfia.

Isso não quer dizer, por outro lado, que simplesmente liberar as drogas fosse a solução. Proibidas ou liberadas, o importante é que haja uma ação permanente de conscientização das pessoas sobre os efeitos, os riscos e os danos provocados por elas. É o que vem sendo feito em relação ao cigarro, com visíveis resultados satisfatórios. É importante que as campanhas não invistam na coação, no medo, e sim na valorização da qualidade de vida.

As substâncias mais usadas na maior parte do mundo, que causam mais danos à saúde e maiores gastos à sociedade, são álcool e tabaco, assim como os benzodiazepínicos – portanto, as drogas lícitas. Seguem-se a maconha, a cocaína e o *crack*. No entanto, são as drogas ilícitas, atualmente, que incorporam a imagem do mal.

Existem três elementos a serem considerados em conjunto nessa questão: a substância, o indivíduo que a utiliza e o contexto sociocultural no qual esse indivíduo e essa droga estão inseridos. Qualquer abordagem ou qualquer ação em relação às drogas precisa levar em conta esses três elementos.

Não existem "drogados", mas pessoas que usam drogas em diferentes situações. Um chope após o trabalho, com os amigos, para "relaxar", ou um jantar regado a vinho não constituem problema para a maioria das pessoas. Alguns, porém, não conseguem permanecer no "uso", passando ao "abuso".

Muitos jovens iniciam o uso da droga por curiosidade, para "não ficar por fora", ou então por rebeldia (pode ser uma maneira de chamar a atenção dos pais, desafiando-os quando eles não impõem limites). Muitos que usam maconha, ou álcool, podem não se tornar dependentes da droga. Mas para alguns – seja por predisposição genética, seja por dificuldades psicológicas – esse uso facilmente se transforma em dependência.

Algumas pessoas não tiveram um desenvolvimento da personalidade que lhes permita lidar razoavelmente bem com os fatores estressantes da vida (ambientais ou intrapsíquicos). Possivelmente não tiveram a sensação de ser amados, brincar, experimentar, dividir, se divertir, ter limites colocados com carinho, assim como ter amigos, encontros, trocas, sentimento de aprovação e ficaram com um "vazio". Essas pessoas recorrem, então, ao uso de substâncias como álcool, barbitúricos ou maconha, que lhes possibilita um distanciamento das dificuldades e um apaziguamento.

Outras tiveram experiências de vida que as levaram a perceber o mundo como ameaçador, não protetor. O uso de substâncias estimulantes como a cocaína e o *crack* permite então que elas se sintam fortes, potentes, em face desse mundo hostil. Indivíduos que em sua trajetória de vida desenvolveram temores de aniquilamento, de isolamento, ao usar alucinógenos ou maconha podem ter uma experiência de "unidade cósmica".

Uma fase extremamente sensível a essa questão é a da adolescência. O adolescente quer ampliar suas experiências, suas sensações prazerosas, ultrapassar os limites. Na adolescência, a transgressão é comum. E entre as diversas formas de transgressão, uma das mais frequentes é o uso de drogas. O início do uso dessas substâncias tem se dado aos 12, 13 anos, e tem se antecipado cada vez mais, o que é preocupante. Pais muito repressores, agressivos, ou famílias desestruturadas podem favorecer a necessidade de transgredir do jovem. Famílias muito permissivas causarão o mesmo efeito, já que nesse caso ele não terá a experiência do limite. A tolerância à frustração desse adolescente é baixa, pois ele se acostumou a receber tudo de imediato; ele entende que deve ser sempre assim e se revolta contra tudo o que venha a limitá-lo. Vale lembrar também que os adolescentes são especialmente visados pela publicidade, sempre voltada para o prazer, como se a vida devesse ser assim. O adolescente, então, utiliza a droga pela primeira vez e tem uma enorme sensação de prazer. O problema é que, ao repetir a experiência, a sensação já não será a mesma; vai se estabelecendo aí a tolerância, e serão então necessárias doses cada vez maiores para que ele obtenha efeito semelhante.

Muitos fatores se somam para aumentar ou diminuir as possibilidades de uso e abuso de drogas por um determinado indivíduo; existem, assim, fatores de proteção e fatores de risco.

Família integrada, apoio social, boa autoestima, percepção dos riscos, controle das situações e capacidade de resolução de dificuldades são fatores de proteção em relação ao uso de drogas. Da mesma forma, escolas, ambientes de trabalho, centros comunitários com atividades culturais e esportivas nos quais sejam estimuladas relações de solidariedade. Muitas vezes, nessas condições, um jovem usa uma droga para experimentar, por curiosidade, e depois não dá continuidade ao uso.

Por outro lado, situações – que ocorrem nas várias classes sociais – como falta de cuidados básicos, de dignidade, de proteção ou direitos, violência familiar e social, clima de excessiva competição, abuso, ruptura familiar, desemprego, depressão ou tendência ao suicídio, somadas à disponibilidade de drogas no ambiente, são fatores de risco de drogadição. Muitos jovens precisam de aceitação, de hospitalidade, de oportunidades. E atualmente a falta de perspectiva de trabalho, que os impede de estabelecer um projeto de vida, tem um peso significativo não só no caminho da drogadição, mas também de entrada no tráfico.

Antes de tratar da classificação e dos efeitos das drogas, apresentamos alguns termos utilizados na abordagem dessa temática.

- **substâncias psicoativas:** são substâncias químicas, refinadas ou sintéticas, que podem alterar o funcionamento do sistema nervoso e o estado psíquico do indivíduo. Elas afetam os processos da sensopercepção, das emoções, da motivação, dos pensamentos e do comportamento, podendo provocar variadas alterações;
- **uso nocivo:** é o uso da droga, persistente ou esporádico, que causa prejuízo significativo;
- **dependência química:** com o uso repetido da droga, há compulsão por repetir esse uso, a fim de se experimentar novamente seus efeitos ou de evitar o desconforto de sua ausência (pois a descontinuidade do uso pode causar a síndrome de abstinência);

- **tolerância:** é o declínio do efeito de uma droga (com a mesma dose) após seu uso repetido; assim, torna-se necessário aumentar a dose para tentar obter o efeito inicial;
- **abstinência:** é o ato de privar-se, abster-se, interromper o uso;
- **síndrome de abstinência:** é o conjunto de reações fisiológicas e psicológicas adversas, quando ocorre a interrupção da droga, em um organismo que está dependente;
- **desintoxicação:** é a redução lenta e gradual da droga que produziu a dependência.

Quanto à frequência de uso, os usuários de drogas podem ser assim classificados:

- **usuários passageiros:** usam ou usaram droga por curiosidade, ou por pressão do grupo, sem dar continuidade;
- **usuários casuais ou ocasionais:** utilizam a droga somente quando ela está disponível (em festas, por exemplo);
- **usuários regulares:** usam a droga regularmente, pelo prazer, sem ser dependentes;
- **usuários compulsivos:** usam a droga com frequência elevada, vivendo sob dependência; ela não é mais usada pelo prazer, mas pela necessidade; é difícil interromper seu uso, pois provoca síndrome de abstinência.

Quanto aos efeitos, as substâncias psicoativas podem ser: depressoras, estimulantes ou perturbadoras da atividade mental.

Classificação das principais substâncias psicoativas

Antipsicóticos	Convencionais e "atípicos"
Antidepressivos	Tricíclicos, IMAO, ISRS e duais
Estabilizadores de humor	Carbonato de lítio, carbamazepina, ácido valproico e lamotrigina
Depressores	Álcool (no primeiro momento provoca euforia, mas posteriormente deprime); ansiolíticos (benzodiazepínicos) e hipnóticos; ópio e seus derivados (heroína, morfina, metadona, meperidina, codeína); inalantes (éter, benzina, lança-perfume, loló, cola de sapateiro)

(cont.)

Estimulantes	Anorexígenos, anfetaminas; cocaínicos (cocaína, *crack*); *ecstasy*; cafeína; nicotina
Alucinógenos	Cogumelos, trombeteira (*Datura arborea*); ácido lisérgico (LSD); canabinoides (maconha, haxixe)

Os medicamentos antipsicóticos, antidepressivos, estabilizadores do humor e ansiolíticos são substâncias psicoativas que fazem parte do arsenal terapêutico psiquiátrico. Entre eles, os que são muito usados e provocam dependência e reações de abstinência são os benzodiazepínicos, que atuam sobre estados de ansiedade. É contraindicada sua associação com álcool.

Álcool

O álcool, em pequenas doses, tem efeito estimulante, provocando euforia e loquacidade; as inibições diminuem e o indivíduo tende a dizer e fazer coisas que não faria se estivesse sóbrio. Com doses crescentes, é um depressor do sistema nervoso central. Pode haver intoxicação aguda; aparecem sintomas como falta de coordenação motora, fala sem clareza, vômitos e agitação (podendo resultar em violência); em graus mais elevados, ocorre dificuldade de raciocinar e diminuição do nível de consciência, podendo levar ao coma e à morte. Nos casos mais graves, há necessidade de internação (no hospital geral), para desintoxicação, usando-se os recursos do cuidado intensivo.

O alcoolismo é responsável por grande parte das situações de violência familiar e acidentes de trânsito, assim como acidentes de trabalho e absenteísmo no trabalho.

Conforme já apresentado, existem diferentes maneiras de uso da droga. Assim, há indivíduos que utilizam o álcool esporadicamente, em festas; outros o utilizam periodicamente, bebendo em excesso em alguns períodos e nada em outros; outros fazem uso crônico, pela repetida ingestão de bebidas, neste caso, vai ocorrendo lentamente a deterioração física e mental.

Os usuários de álcool podem apresentar ideias delirantes e alucinações. É diferente da psicose, na qual as alucinações são mais duradouras e aparecem com a consciência clara.

A retirada do álcool após uso repetido e prolongado pode provocar um conjunto de sintomas que caracterizam o estado de abstinência. Ocorre ansiedade, insônia, pensamento confuso, náuseas e vômitos, tremores e sudorese intensa. Graus leves e moderados de abstinência em geral podem ser controlados sem hospitalização e sem medicação. O estado de abstinência mais grave é o *delirium tremens*. Inicialmente o usuário apresenta inquietação, insônia, perda de apetite. Depois ocorre obnubilação da consciência e ele fica aterrorizado com as alucinações, nas quais vê insetos caminhando sobre seu corpo, o que o torna consequentemente agitado. Ele faz movimentos de espanar e catar, retirando fios imaginários dos lençóis. Há um sério desequilíbrio fisiológico, tornando-se necessária a internação no hospital geral. O cliente apresenta sudorese, taquicardia, febre e tremores da língua e dos lábios.

Um grave problema decorrente do uso do álcool é a síndrome alcoólica fetal (SAF). É importante saber disso, pois há uma crença popular de que cerveja preta faz bem à mulher grávida. Outras grávidas não têm conhecimento das consequências do álcool e fazem uso dele; elas devem ser alertadas. Lima (2003) mostra que o uso de álcool durante a gravidez, atuando sobre o cérebro em formação embrionária, pode causar microcefalia, dismorfias craniofaciais e retardo mental, assim como má-formação cardíaca, baixo peso e baixa estatura. Muitas vezes, porém, os danos provocados pela SAF não são identificados, na medida em que a criança nasce com características normais e somente mais tarde, na fase escolar, vão aparecer os problemas: hiperatividade, distúrbios de comportamento, baixo rendimento escolar, dificuldade de aprendizagem, déficit de atenção e maior facilidade de adesão às drogas.

Outra consequência que pode ocorrer é a encefalopatia alcoólica, ou síndrome de Wernicke, um estado confusional agudo causado pela deficiência de tiamina, vitamina B1, a partir do uso intenso de álcool. O usuário apresenta rebaixamento ou alteração da consciência, ataxia (andar cambaleante) e alterações da motilidade ocular.

O usuário de álcool há longo tempo também pode apresentar a síndrome de Korsakoff, na qual a pessoa tem dificuldades de memória, especialmente no que se refere à fixação; ela não lembra dos fatos, dos dados, então preenche essas lacunas de memória criando dados, o que se chama confabulação.

É difícil tratar o alcoolismo enquanto a pessoa argumenta que bebe pouco ou que pode parar no momento em que desejar. O tratamento só é efetivo quando ela assume que bebe, que é dependente do álcool e que precisa de ajuda, entendendo que sozinha não conseguirá parar.

Ópio

O ópio é uma droga extraída de uma planta oriental, a papoula. É usado desde os primórdios da civilização, seja fumado em rituais religiosos, seja como medicamento. Seus derivados são a morfina, a heroína e a codeína.

A morfina é um poderoso analgésico, muito utilizado para aliviar a dor intensa de pacientes terminais de câncer. É restrita aos hospitais (havendo por vezes, lamentavelmente, uso indevido por parte de profissionais de saúde).

A heroína é um derivado da morfina obtido por meio de processos químicos; se apresenta no estado sólido e, para ser consumido, é transformado em pó; este é aquecido com água, sendo então injetado (forma de uso mais comum no ocidente). É muito potente, gerando, sérios problemas. A heroína imita o efeito da endorfina no organismo, com maior intensidade. No entanto, para produzir o efeito de bem-estar, são necessárias doses cada vez maiores. Trata-se de uma droga muito perigosa, uma vez que duas ou três doses são suficientes para criar dependência, sendo extremamente dolorosa sua abstinência. Assim, a tendência do usuário é não interromper o uso. Os sintomas de abstinência são, inicialmente: lágrimas, fungadas, coriza, bocejos, grande irritabilidade e inquietação. Em 24 horas surgem cólicas abdominais, vômito e diarreia, cefaleia, suores, dores nos músculos e nas articulações das extremidades inferiores. No terceiro dia, a irritabilidade é intensa e o indivíduo destrói os objetos que estão ao seu alcance. É uma situação muito difícil, que costuma exigir internação no hospital geral, pois somente depois de uma semana essas reações desaparecem.

A heroína foi proibida e seu comércio foi mantido ilegalmente. Ela apareceu com força no início dos anos 1970, nos Estados Unidos, pois os soldados que participaram da guerra haviam adquirido, no Vietnã, o hábito de consumi-la.

A codeína é um potente inibidor da tosse, utilizado na composição de alguns xaropes e medicamentos. Esses medicamentos eram lícitos e costumavam ser receitados para a tosse; atualmente, foram proibidos.

Inalantes

Os solventes (substâncias que dissolvem) ou inalantes são voláteis, sendo facilmente inalados; encontram-se em esmaltes, colas, removedores, tintas. Alguns deles foram muito populares, sendo usados no Carnaval, como o lança-perfume, atualmente proibido. De fácil aquisição e baratos, seu uso atualmente predomina na população pobre e excluída, relacionado a fatores como fome, miséria, abandono, falta de dignidade; entre meninos de rua, por exemplo, é grande o uso da cola de sapateiro.

De modo semelhante ao álcool, essas substâncias provocam uma fase de excitação, seguida de outra de depressão, que depois se torna mais profunda. O efeito é rápido e dura de 15 a 40 minutos; assim, a aspiração é repetida, utilizando-se, por exemplo, um saco plástico. Podem provocar acidentes graves por perturbação do ritmo cardíaco e respiratório.

A tolerância manifesta-se em um a dois meses, sendo menos difícil de tratar do que a de outras drogas.

Anfetaminas

As anfetaminas são medicamentos (portanto, drogas lícitas) que foram introduzidos na prática clínica no início do século XX. São muito usadas em virtude do seu efeito anorético, pois inibem o centro cerebral do apetite. Geralmente são usadas por via oral, mas podem também ser cheiradas ou injetadas. Elas também provocam sensação de euforia, insônia, inapetência e hiperexcitabilidade – a pessoa fica "ligada" –, por isso são muito usadas por atletas ou estudantes e caminhoneiros que precisam permanecer acordados.

Têm efeito semelhante à cocaína, porém com ação mais prolongada e provocando menos adição.

Por vezes, quando a pessoa está excessivamente agitada, sem conseguir dormir, associa às anfetaminas o uso de ansiolíticos, o que provoca um resultado paradoxal no organismo.

Cocaínicos

Os cocaínicos são derivados da coca. A coca é uma planta da cordilheira dos Andes cujas folhas são mascadas para suportar a fome, enfrentar o frio e melhorar a respiração no alto das montanhas. A folha da coca não produz euforia. Ela contém catorze alcaloides e somente um deles deu origem à cocaína. Esse alcaloide, extraído da folha e misturado com vários produtos químicos, como solventes álcalis, ácido sulfúrico e querosene, tornou-se um estimulante com alto poder de dependência. Com o uso continuado, pode provocar hipertensão arterial e distúrbios psiquiátricos.

Por ser a folha de coca a matéria da qual se obtém a cocaína, ela foi colocada na lista de substâncias proibidas. No entanto, essa planta ancestral do povo andino não é a mesma coisa que a cocaína, que é um derivado da planta. A cocaína, que pode ser cheirada, injetada ou fumada, é afrodisíaca e provoca euforia, sensação de poder, de autoconfiança, mas tem alto poder de dependência.

Com o surgimento das anfetaminas, mais baratas, o uso da cocaína diminuiu por certo tempo, porém, na medida em que elas também passaram a apresentar efeitos nocivos, a cocaína voltou a ser muito usada. O uso abusivo provoca irritabilidade, insônia, falta de apetite e ideias de perseguição; o uso prolongado pode corroer as mucosas nasais, causar lesões cerebrais, alucinações e ideias de perseguição, podendo ocorrer também crises convulsivas.

O *crack*, palavra que se refere ao seu efeito rápido, é a cocaína fumada. A pedra de *crack* tende a viciar desde o primeiro uso, não dependendo de repetição. É uma droga barata, sendo então muito usada entre as pessoas mais carentes, mais vulneráveis, muitas vezes como tentativa de fugir, esquecer uma vida de miséria.

A continuação do uso provoca isolamento, atos antissociais, descuido consigo mesmo e paranoia. Por ser uma droga mais grosseira, irrita os brônquios, podendo produzir pneumonia, enfisema e até câncer.

Ecstasy

O *ecstasy* foi produzido pela indústria farmacêutica, no início do século XX, como moderador do apetite. Depois foi sendo abandonado, pois provocava alucinações. Voltou no final do século, tornando-se a droga da moda, nas *raves*, festas que duram muitas horas, em razão do seu efeito estimulante e alucinógeno. É apresentado em papelotes de pó ou cápsulas de gelatina. Provoca elevação do humor, desinibição, euforia, loquacidade, diminuição do sono e do apetite, procura de intimidade, desejo de tocar-se; qualquer toque no corpo, sob efeito do *ecstasy*, provoca uma sensação multiplicada.

Seu maior efeito ocorre em meia hora, declinando em duas horas. Pode provocar também crises de pânico e de depressão, aumento da frequência cardíaca, da tensão arterial, sudorese intensa e febre, que pode chegar a 42 °C. Por via endovenosa, possui alto grau de letalidade.

Cafeína

O uso da cafeína (presente em café, chá, chocolate, mate, refrigerantes) é extremamente comum – em todo lugar se oferece um cafezinho. Ela melhora a concentração, o estado de alerta, o desempenho nas atividades físicas, diminui a fadiga e, muitas vezes, as pessoas não se dão conta de seu efeito prejudicial. A ingestão de mais de três xícaras de café por dia pode provocar ansiedade, irritabilidade, agitação, insônia e alterações cardiovasculares. Para crianças, é contraindicado tanto o café como o refrigerante. A concentração máxima da cafeína no organismo ocorre em 30 a 60 minutos, durando de três a dez horas. Sua abstinência provoca cefaleia, fadiga e ansiedade.

Canabinoides – maconha

A maconha veio da Ásia Central, passou para a África e foi trazida para o Brasil pelos escravos. Era utilizada em curas xamanísticas. Como lhe atribuíam qualidades calmantes, era recomendada para acessos de asma, coqueluche, nevralgias dentárias, entre outros problemas. É um preparado da planta *cannabis sativa*, que, depois de seca, é enrolada em papel e fumada como cigarro.

No século XIX, a erva foi receitada para a rainha Vitória, da Inglaterra, pelo médico do palácio, para tratamento de cólicas menstruais.

O haxixe, que é preparado raspando-se a resina da planta, é de cinco a dez vezes mais potente do que a maconha e quase não é consumido no Brasil.

Atualmente, a maconha é cultivada em todos os continentes, sendo usada no mundo todo.

O usuário entra num estado agradável, de euforia e bem-estar, em que a sensibilidade torna-se aumentada. Alguns a consomem buscando um estado de redução da ansiedade, da impulsividade e da agressividade, que proporcione uma sensação de calma. No entanto, o usuário geralmente se desorienta em relação ao tempo e ao espaço, perdendo parte do contato com o mundo real. Com a continuidade, há diminuição da memória, da atenção, da crítica e do julgamento, o que pode provocar queda da produtividade no trabalho ou falta de motivação nos estudos. O efeito da maconha é mais potente do que o do álcool quanto à redução da atenção; assim, é maior o risco ao dirigir veículos.

Não há evidência de que o uso de maconha propicie atos antissociais ou criminosos, mas ela libera inibições; assim, uma pessoa que já apresente tendência a comportamentos antissociais vai realizá-los mais facilmente.

Nicotina

O tabaco surgiu na América e foi levado para a Europa no século XVI, quando foi receitado pelos médicos por seu efeito relaxante. É estimulante do SNC, aumenta a vivacidade e reduz a ansiedade. O fumo tem mais de quatro mil substâncias, todas nocivas; a principal delas é a nicotina. Após a tragada, a nicotina atinge o cérebro em sete segundos. Como cada cigarro é tragado muitas vezes e as pessoas costumam fumar vários por dia, pode-se concluir que o efeito é intenso. No uso prolongado, a pessoa não sente mais seus efeitos, porém sofre com a falta da nicotina, pois ela causa dependência física. É uma droga perigosa, pelas consequências de seu uso: o alcatrão se acumula nos pulmões e pode provocar asma, bronquite e enfisema. É conhecida a alta incidência de câncer – não só de pulmão – provocado pelo cigarro.

> **Depois de algum tempo de uso, o cigarro é mais consumido pela dor que provoca sua falta do que pelo prazer de seus efeitos.**

A abstinência não é fácil: o usuário apresenta ansiedade, fadiga, perturbações do sono, dificuldade de concentração, ganha peso, além de sofrer com a intensa vontade de fumar. Esses sintomas só desaparecem dentro de semanas ou meses. Existem alternativas para ajudar as pessoas nessa fase – adesivos, chicletes, medicação específica –, além, é claro, da presença e da solidariedade da família e dos amigos.

Uma questão complexa é o uso do cigarro na unidade de saúde mental. No CAPS, só pode ocorrer fora da unidade, mas na internação psiquiátrica essa é uma questão delicada, pois muitos usuários são dependentes da nicotina há muito tempo e se tornam muito ansiosos com a possibilidade de serem impedidos de fumar. O assunto precisa ser discutido, inclusive o uso de alternativas visando à abstinência e, em último caso, sendo combinados locais abertos onde eles possam fumar. Possivelmente, com as internações realizadas na enfermaria do hospital geral, essa questão será mais clara, já que todos sabem que em hospital geral não se fuma.

Alucinógenos

Os alucinógenos são drogas que atuam nas áreas da percepção e do humor; provocam ampliação da percepção, visões caleidoscópicas, distorções da percepção corporal, despersonalização; os pensamentos são ilusórios e frequentemente interpretados com sentido místico.

O LSD é uma substância sintetizada de um fungo existente no centeio; uma pequena dose permite de 4 a 10 horas de alucinação. Ele não provoca dependência, mas resíduos da droga podem permanecer por meses no cérebro, voltando a provocar efeitos. Por vezes, pessoas fazem "más viagens" e chegam a tentar suicídio ou entram em surto psicótico.

Prevenção do uso de drogas

Ações de educação, visando evitar o início do uso de drogas, ou a diminuição do consumo, incluindo orientação, oferta de atividades esportivas, sociais e outras, são importantes em termos de prevenção. A família e a escola têm aí papel fundamental, na criação de uma rede de proteção, no resgate dos valores, na aceitação das diferenças, no estímulo à solidariedade e na tolerância à frustração. É importante que o jovem entenda, desde cedo, que a vida tem ganhos e perdas, não é só prazer; a família não pode ceder às constantes solicitações de consumo (brinquedo, refrigerante, picolé); a criança vai aprender que pode obter prazer brincando, experimentando, dividindo com os colegas, lendo. Quanto ao adolescente, é positivo que tenha experiências de trocas; que participe de grupos de música, de esporte, políticos ou outros nos quais faça vínculos e obtenha prazer.

Esquematicamente, a prevenção consistiria em intensificar os fatores de proteção, de forma que o indivíduo pudesse fazer frente aos fatores de risco (que, em maior ou menor grau, estão presentes para todos). A prevenção exige cooperação entre a sociedade civil e órgãos governamentais nos vários níveis (federal, estadual e municipal), na construção de redes sociais que proporcionem melhoria das condições de vida das pessoas.

No entanto, nessa questão complexa, um dos aspectos a destacar é a tarefa de desconstruir a imagem da droga como "encarnação do mal", condição para que possam diminuir o preconceito e a discriminação em relação a seus usuários. Quando se fala em droga, logo se pensa nas ilícitas. As campanhas governamentais se voltam muito para essas drogas e a repressão ao tráfico se concentra nas zonas carentes, cuja população pobre é responsabilizada pelo problema. E, às vezes, a política de enfrentamento causa mais dano do que a própria droga. Tem-se notícia de que morrem mais pessoas na guerra do tráfico do que de overdose. Vale citar que grande proporção da população carcerária está ligada ao tráfico; são homens pretos, jovens, vulneráveis sociais; eles não se tornaram traficantes por vocação, mas por terem crescido em um meio violento, com falta de orientação, de escola de qualidade, de modelos, etc. Na década de 1980, o antropólogo e educador Darcy Ribeiro avisava: "Se não construírem escolas, em vinte anos faltará dinheiro para construírem presídios". Ele estava certíssimo.

É importante o aluno leitor observar que o álcool (cujo uso por vezes se inicia muito cedo) é mais usado, portanto, mais responsável por danos e sofrimento, mas, por ser lícito, é avaliado de outra maneira; alcoolistas podem comprar sua droga no bar da esquina e são vistos com muito menos preconceito; não há uma "guerra ao álcool".

Até hoje, "a luta", a "guerra" contra as drogas ilegais obteve pouco sucesso. Há quem seja favorável a legalizá-las, ou seja, tornar legal a venda de algumas delas (a exemplo de fumo e álcool), como medida que poderia diminuir a violência, pois evitaria o contato do usuário com o mundo do tráfico e o constante confronto entre policiais e traficantes, ou entre os traficantes que as comercializam, pelos pontos de venda. É preciso ter claro que isso não significa liberar todas as drogas e certamente exigiria uma grande discussão com a sociedade. Vale a pena o exercício de pensar: como seria se o álcool fosse proibido e as pessoas tivessem que entrar em contato com o tráfico para comprá-lo?

Sabendo que é impossível eliminar a droga no mundo, foi adotada uma política de redução de danos (RD). No Brasil, essa estratégia teve início em Santos, na prevenção ao HIV, voltada para usuários de drogas injetáveis. Reconhecendo que elas continuariam sendo usadas, buscava-se minimizar o

USO E ABUSO DE SUBSTÂNCIAS PSICOATIVAS OU DROGAS

risco de infecção na utilização de drogas injetáveis com seringas contaminadas, sendo então fornecidas seringas e agulhas esterilizadas, junto com ações educativas de orientação sobre regras de higiene e não compartilhamento de seringas. Essa prática já ocorria na Holanda, com bons resultados.

Em 1996, foi fundada a Associação Brasileira de Redutores de Danos (Aborda), que passou a articular os programas de redução de danos em nosso país, formando uma rede que reuniu usuários de drogas, HIV positivos, participantes da luta antimanicomial e outros. Esse coletivo dos próprios usuários os estimula, os torna corresponsáveis pela produção de saúde ao tomarem para si a tarefa do cuidado. Outro aspecto importante é que muitas vezes essas pessoas sofrem por falta de vínculos e nesses grupos vão encontrar pessoas com quem trocar. É importante entender – e os profissionais de saúde devem esclarecer sempre que necessário – que a estratégia de redução de danos não significa incentivo ao uso de drogas, mas é uma forma de ampliar os cuidados, ao reduzir os danos, sejam orgânicos, psíquicos ou decorrentes das condições em que ocorre o consumo.

Tratamento e cuidado

A droga não se "enfrenta". A drogadição é uma questão da área da saúde – de saúde pública. As diretrizes da saúde mental, que se encontram no capítulo "As novas diretrizes: Reforma Psiquiátrica Brasileira" se referem também a esses usuários. As pessoas que usam droga têm direito a tratamento e cuidado, independentemente da droga usada, da idade, do sexo, da condição social ou outro fator.

Nesse terreno, a clínica é importante, sem descuidar da rede social. As drogas provocam problemas clínicos que devem ser tratados, por vezes no hospital geral com prioridade, mas uma grande questão é a relação desses usuários com a sociedade: o preconceito e a segregação que precisam enfrentar, questões referentes a família, moradia, trabalho, etc.

Eles serão acompanhados em serviço em rede, em trabalho realizado de forma integrada pelas equipes da Saúde da Família (que pode coordenar o cuidado), do centro de saúde, ou do Consultório na Rua, ou do CAPS AD. Portanto, habitualmente o usuário vai permanecer na comunidade e ser cuidado em unidades extra-hospitalares da rede de saúde, juntamente com a família. Em todos esses casos, são importantes as ações que promovem a reinserção familiar, social e ocupacional; a psicoterapia também é um aspecto importante do processo terapêutico.

É positivo que o pedido de ajuda parta do próprio usuário, havendo então decisão quanto à melhor forma e local de cuidado. Mas muitas vezes a solicitação vem da família, ou de amigos; neste caso há um trabalho a ser feito para incluir demanda do usuário.

Pode ocorrer que o primeiro contato com o usuário seja em sua chegada à emergência, trazido pela polícia, ou bombeiros; se estava na rua, desacompanhado, não se sabe sobre seus hábitos, sobre as drogas usadas (mas às vezes um morador, um comerciante da rua tem informações). Eventualmente ele vem acompanhado de alguém que conheceu na balada, ou na rua, que tem poucas informações sobre ele, mas talvez possa fornecer algumas, que serão bastante úteis (há quanto tempo estavam juntos, quais as drogas usadas, quando e porque o estado dele exigiu o chamado de emergência, como evoluiu, etc.). A avaliação e as primeiras decisões, na Emergência, podem, às vezes, ser decisivas na questão de vida ou morte.

Se necessário (casos de intoxicação aguda, síndrome de abstinência grave, enfermidades dos aparelhos respiratório ou cardiovascular, cirrose, pancreatite, convulsões), ele será encaminhado à unidade de saúde mental do hospital geral. Nas intoxicações por drogas estimulantes – cocaína e anfetaminas –, os usuários apresentam hipertensão, taquicardia, hipertermia, taquipneia, midríase, aumento dos movimentos intestinais, sudorese intensa e tremores, além de agitação. Por vezes, o usuário precisará ser contido; é importante explicar os motivos da contenção e seguir a orientação sobre contenção presente no capítulo "O cuidado e a enfermagem na equipe de saúde".

No hospital geral, vai poder ser feito o diagnóstico diferencial: trata-se de quadro orgânico, com sintomas psíquicos? Ou de sintomas desencadeados por uso de drogas? Ideias delirantes e vivências de influência são próprias da psicose, mas alucinações visuais e auditivas podem estar presentes também nos quadros secundários ao uso de drogas. É importante uma completa avaliação médica, assim como a observação da evolução, pela equipe: os sintomas da crise desaparecem após a suspensão da droga? O exame físico e a verificação dos sinais vitais, assim como a observação das condições de nutrição, hidratação e o estado geral do usuário devem ser registrados.

Não sendo situação de emergência ou que inclua problema clínico grave, o usuário poderá ser tratado no CAPS AD. A orientação é que, mesmo em crise, ele possa receber atenção integral no CAPS AD III, que tem leitos e funciona 24 horas.

Ocorre com frequência que a pessoa que usa drogas seja levada ao atendimento como se dependesse somente de sua vontade suprimir esse uso, sendo seu sofrimento desvalorizado. Ao contrário, o usuário deve ser ouvido com atenção, no que se refere ao seu sofrimento, assim como o familiar. Ao prestar cuidado a ele, é preciso que se compreenda que se trata de um transtorno, não de falta de caráter ou de força de vontade, como era considerado anteriormente e muitas vezes ainda persiste; é necessário desfazer a imagem de que o usuário de drogas é malandro, desviante, criminoso. Além disso, é importante compreender que interromper o uso da droga não depende somente da vontade dele; é muito difícil e não pode funcionar como uma ordem ou um castigo. Ele precisa ser ajudado a construir essa proposta. Muitos fatores entram em jogo nessa questão: idade, condição de saúde, humor, autoimagem, fatores genéticos, crenças, atitudes, tolerância e, muito importante: rede de relações, bem como expectativas do usuário.

Pode ser difícil para a equipe trabalhar com essa população se o profissional não está preparado para aceitar as recidivas e então pensar que o usuário não se empenhou o suficiente, ou que seu trabalho não valeu, não foi aproveitado.

O modelo de tratamento mais antigo, voltado para a abstinência, baseava-se na ideia moralista de que o uso de drogas é errado e deve ser impedido, proibido. Posteriormente surgiu o modelo da redução de danos, adotado nos CAPS AD, que desenvolve ações multidisciplinares, acolhendo, orientando e informando sobre saúde, avaliando junto com o usuário o que pode ser feito para reduzir o uso e o sofrimento.

Ainda há um número insuficiente de CAPS AD, o que gera dificuldade. Ao final de 2017 tem sido estimulado, pelo Ministério da Saúde, o tratamento nas comunidades terapêuticas, que funcionam no estilo do velho manicômio: internações forçadas, privação de liberdade e ausência da família. Portanto, elas vão na contramão das orientações da saúde mental, por serem instituições que exigem o isolamento do usuário, mantendo a lógica do hospício. Além disso, muitas vezes são instituições de cunho religioso, com enfoque moral, que destacam os fatores negativos das drogas e estabelecem a abstinência como regra. O modelo da abstinência se baseia na ideia moralista de que o uso de drogas é errado, portanto, deve ser impedido.

O modelo da redução de danos desenvolve ações multidisciplinares, buscando resultados em longo e médio prazo; parte do princípio de que o tratamento não pode ter caráter de castigo, nem ser obrigatório, pois o desejo, a decisão de suspender o uso não pode vir de fora, do outro. A RD oferece escuta, leva em conta a opinião do usuário, oferece acolhimento; os profissionais acolhem, acompanham, avaliam o que pode ser feito para reduzir o dano e o sofrimento.

Esse modelo não estimula o usuário a manter o uso da droga, como alguns argumentam. Ele partiu da evidência de que proibir, impedir, castigar, isolar o usuário e outras medidas semelhantes não deram resultado. Ainda que haja informação, orientação, o desejo de interromper o uso da droga precisa partir do próprio usuário.

A desintoxicação é uma primeira etapa. Os sintomas da abstinência – ansiedade, agitação, irritabilidade – são tratados, em geral, com antidepressivos e ansiolíticos. Existem programas de substituição de drogas por outras menos nocivas, por exemplo, substituir heroína por metadona, *crack* por maconha; se não for possível a interrupção completa do uso, a redução do dano já é positiva.

Na RD, o CAPS AD oferece informação, propõe discussão sobre drogas, seus efeitos e danos, além de oficinas, atividades, se possível com geração de renda (jardinagem, culinária, costura, artesanato). Música, atividades físicas e que proporcionem experiência de prazer e bem-estar são especialmente indicadas. A enfermagem participa dessas atividades.

Como não está internado, o usuário pode estudar, trabalhar, estabelecer novas relações. Também são distribuídos preservativos. As reuniões com familiares são importantes. Enfim, o usuário de drogas deve ser compreendido e ajudado no conjunto de sua vida.

Assim como nas demais unidades de saúde mental, no CAPS AD vai ser estabelecido um Projeto Terapêutico Singular (PTS). Há uma dimensão do atendimento que é própria da enfermagem, da mesma forma que há atividades específicas dos demais profissionais. No entanto, a maior parte das atividades do cuidado – recepção, acolhimento, escuta, atendimentos individuais ou em grupo, visitas domiciliares – são da competência de toda a equipe. Frequentemente, esses usuários necessitam de atendimento multidisciplinar, pois seus problemas abrangem a saúde, a profissionalização/trabalho (emprego, questões trabalhistas), a família, a habitação e, por vezes, a Justiça, entre outros aspectos.

Conforme tratado no capítulo "O cuidado e a enfermagem na equipe de saúde", não há rotinas rígidas a seguir, nem caminhos previamente traçados nesse trabalho; há que se ter criatividade ao ajudar alguém a aumentar o autoconhecimento, a autoestima e a encontrar uma forma de viver com menos sofrimento e mais prazer sem a droga. Isso pode representar uma situação difícil para alguns profissionais, pela falta de diretrizes mais objetivas, e, para outros, uma oportunidade ímpar de desenvolver sua criatividade, tendo sempre como referência a equipe, o trabalho conjunto e o compartilhamento de erros e acertos (lembrando que é positivo que haja opiniões diferentes, pois possibilitam uma discussão mais rica).

A conduta dos usuários de drogas deve ser observada: eles podem apresentar ansiedade e também ser impulsivos, provocadores, sob o efeito de determinadas drogas ou em crise de abstinência. Afastando-se da antiga prática de controle, a enfermagem deve exercer uma função terapêutica, acolhendo e valorizando a pessoa – lembrando que, nessas situações, a autoestima costuma estar baixa –, e ajudando também o usuário, de forma não repressiva, a se responsabilizar por suas atitudes, quando ele apresentar certas condutas (por exemplo, falar muito alto, fazer exigências, agressivamente). Nesse aspecto, é extremamente importante a coerência da equipe, o que vai depender do nível de comunicação existente entre seus integrantes.

Na unidade de saúde mental do hospital geral ou no CAPS AD, a enfermagem deverá estar atenta, ajudando o usuário, se necessário, nos cuidados pessoais, estimulando a alimentação e a ingestão de líquidos, pois geralmente esses cuidados são abandonados, muitas vezes provocando desnutrição e desidratação, além de outros problemas de saúde. É importante que ele seja acolhido, que a enfermagem lhe ofereça um banho agradável, bem como um lanche, que ele possa repousar ou seja convidado para alguma atividade. O cuidado com a medicação também é extremamente necessário (tema desenvolvido no capítulo "O cuidado e a enfermagem na equipe de saúde").

É importante ainda que se detecte a existência de infecções cutâneas, pois as drogas de aplicação endovenosa podem ocasionar infecções locais ou sistêmicas, devendo-se, nesses casos, aplicar as medicações prescritas e os devidos cuidados. A verificação dos sinais vitais e do peso também é um cuidado necessário, sobretudo se o usuário estiver utilizando o leito de repouso do CAPS AD, assim como a observação de seu aspecto geral: olhos injetados (efeito da maconha), hálito alcoólico, fala ininteligível (rápida com o uso da cocaína, lenta com o uso da maconha, lenta e sem clareza com o uso do álcool), perda de equilíbrio (efeito do álcool), excesso de confiança (efeito da cocaína e de anfetaminas).

No caso de apresentar *delirium tremens*, possivelmente o usuário estará na unidade de saúde mental do hospital geral. A enfermagem, além de proporcionar cuidados em relação à higiene, à alimentação, à hidratação frequente, à medicação e ao controle dos sinais vitais, vai manter esse cliente sob constante observação. Ele pode, por exemplo, sair correndo e se jogar pela janela em virtude da sua confusão e da intensa ansiedade. O uso da contenção mecânica, nesse caso, deve ser bem-avaliado: contido, o usuário estará mais protegido, mas possivelmente ficará mais ansioso por se sentir indefeso, à mercê de bichinhos que, mesmo sendo uma alucinação, para ele são reais. Se ele for contido, devem ser observados os cuidados em relação a essa conduta (ataduras acolchoadas, trocadas a cada seis horas, procurando não colocá-las exatamente no mesmo lugar, e lubrificação do local); se não for contido, é muito importante manter a vigilância em razão da possibilidade de acidentes. O melhor é ele estar em ambiente calmo, acompanhado por pessoas atentas e cuidadosas; tão logo seja possível, deve ser tratado em casa.

Outra circunstância que muitas vezes ocorre com o usuário de droga é viver na rua e esta situação vem aumentando. Essa população é extremamente vulnerável, incluindo muitas vezes crianças e adolescentes. Essas pessoas são carentes de moradia, alimentação, higiene, saúde, proteção, dignidade, escolaridade, trabalho, geração de renda, atividade e lazer.

Foram criadas então, pela Portaria nº 3.088/2011, as equipes dos Consultórios na Rua. A equipe é constituída por profissionais que atuam de forma itinerante, atendendo pessoas que vivem na rua em geral, incluindo algumas com transtorno mental, ou usuários de álcool e outras drogas. Os profissionais desse consultório fazem encaminhamento para avaliação e tratamento, ou para recursos sociais. Ali, por vezes, eles formam um grupo, "uma família".

A abordagem de crianças e adolescentes pelos profissionais do Consultório na Rua é estratégica, pois permite a visibilidade e o acolhimento dessa população. Foi uma iniciativa importante, tanto na área da saúde como no que se refere aos direitos humanos. Essas equipes itinerantes oferecem suporte clínico e apoio também para usuárias de drogas gestantes, ou com outras patologias, incluindo doenças sexualmente transmissíveis. A organização em rede tem permitido uma assistência mais efetiva para essa população.

Há também grupos de Alcoólicos Anônimos (AA), que aceitam como membros somente pessoas que desejam parar de beber (ou seja, exigem abstinência); seu funcionamento tem como base a troca de experiências e na ajuda mútua. Também existem grupos para os familiares de alcoolistas.

Uma iniciativa importante foi a criação, na Rede de Atenção Psicossocial, das Unidades de Acolhimento (UA) para receber, voluntária e temporariamente, usuários de *crack*, álcool e outras drogas. São casas com ambiente agradável, quartos com guarda-roupas, ou seja, como costuma ser uma casa, que recebem pessoas que estão em tratamento nos CAPS. É um espaço que tem como finalidade a proteção, a hospitalidade e a convivência, promovendo convívio e trocas sociais entre aquela população. Os moradores recebem apoio de profissionais e podem permanecer nessas unidades por até seis meses, período no qual vão buscar outras alternativas de moradia, assim como emprego, estudo, etc.

Existem Unidades de Acolhimento Adulto (UAA), para maiores de dezoito anos, com dez a quinze vagas, e Unidades de Acolhimento Infantojuvenil (UAI), destinadas a adolescentes e jovens (de 12 até 18 anos incompletos), com disponibilidade de dez vagas.

A legislação

As drogas, sejam substâncias naturais ou sintéticas, perante a lei são divididas em lícitas e ilícitas. As lícitas são produzidas e comercializadas livremente, aceitas pela sociedade: cigarro, álcool, moderadores de apetite, benzodiazepínicos, entre outras. As ilícitas, cuja comercialização portanto é proibida pela legislação, são maconha, cocaína, *crack*, heroína, entre outras.

Conforme já tratado, a classificação das drogas como lícita ou ilícita não é, necessariamente, proporcional à gravidade dos efeitos, físicos ou psíquicos, de seu uso. Anfetaminas, benzodiazepínicos, álcool, fumo e benzina, que podem causar intensa dependência e incapacidade, são permitidos e são responsáveis por grande número de problemas; são prejudiciais à saúde. Há vários aspectos envolvidos nessa decisão sobre as drogas serem lícitas ou ilícitas. Alguns afirmam que um aspecto, nessa questão, é o jogo de interesses políticos e, sobretudo, econômicos, em nível nacional e internacional, da indústria farmacêutica, da indústria e comércio de álcool e tabaco, ou outros.

Exemplificando, para o estudante, como podem ocorrer esses jogos de interesses: há muitos séculos, no Peru, os incas, vivendo em grande altitude, na cordilheira dos Andes, com baixa oxigenação, mascavam folhas de coca e assim se tornavam mais resistentes. Isso não causava nenhum problema. Quando foram escravizados, na colonização espanhola, e obrigados a trabalhar nas minas de ouro e prata, eles mascavam as folhas para terem energia para o trabalho, porém, como não interessava aos colonizadores ter pessoas fortes, que poderiam se opor a eles, houve repressão ao hábito de mascar as folhas. No entanto, os incas perderam a força, a energia para o trabalho. Como isso não convinha aos colonizadores, que desejavam maior extração de ouro e prata, estes passaram a controlar e distribuir as folhas de coca, regulando sua distribuição, para que os incas trabalhassem mais.

Entre nós, durante muito tempo, o uso das drogas ilícitas era visto como desviante, relacionado ao mal, à loucura, ao crime; a legislação nessa área priorizava o aspecto repressivo, de controle, independentemente da substância usada, da intensidade do uso e das características do usuário. Ao Estado, cabia a responsabilidade pela ordem social e a segurança da população; assim, para o "drogado" era prevista a exclusão, a prisão ou o manicômio, sem levar em conta fatores familiares, psicológicos ou culturais. O portador de drogas era punido com detenção – sem nenhum tratamento adequado –, fosse a droga para consumo pessoal ou para comércio. As punições para o uso de drogas, por vezes, eram maiores do que as punições por roubos e outros, sobretudo no caso de jovens pobres, em geral pretos.

A partir da década de 1970 – nosso país vivendo sob uma ditadura –, o uso de drogas ilícitas foi visto como desvio de caráter, associado a loucura e crime; a legislação era repressora, criminalizando o comércio e o uso.

Os dependentes eram encaminhados para sanatórios ou prisões e, em caso de intoxicação, iam para o hospital geral. Após a alta, não havia continuidade do tratamento. Paralelamente, surgiam iniciativas privadas, muitas vezes de caráter religioso, assim como os Alcoólicos Anônimos (AA) e os Narcóticos Anônimos (NA).

A Lei nº 6.368/1976, conhecida como Lei de Entorpecentes, punia o usuário de entorpecentes. Depois foi entendido que o termo "entorpecente" não era adequado, pois se refere a substâncias que causam torpor, perda de energia; assim, incluía os opiáceos – morfina e heroína –, mas não outras drogas.

A Lei nº 10.216/2001, apresentada no final deste livro, marco da Reforma Psiquiátrica Brasileira, determinou que usuários de serviços de saúde mental, incluindo os que sofrem de transtornos decorrentes do consumo de álcool e outras drogas, devem ter direito à assistência, obedecendo a uma lógica de cuidados de atenção integral:

- oferta aos usuários de álcool e outras drogas – e seus familiares – de acolhimento, práticas terapêuticas/preventivas/de promoção de saúde/educativas/de reabilitação psicossocial e estímulo à sua integração social e familiar;
- inserção comunitária de práticas e serviços, atendendo uma população referida a um território específico;
- articulação dessas unidades à rede de atenção integral aos usuários de álcool e outras drogas, bem como à rede de cuidados em saúde mental, devendo ainda ser considerada a rede de cuidados em DST/AIDS; e adoção da lógica de redução de danos, estratégica para o êxito das ações desenvolvidas por estas unidades.

Determinou ainda a criação de Serviços Hospitalares de Referência para a Atenção Integral aos Usuários de Álcool e outras Drogas em Hospitais Gerais, evitando a internação em hospitais psiquiátricos.

A Lei nº 11.343/2006, que substituiu a Lei nº 6.368/1976, procurou se alinhar aos textos internacionais e ficou conhecida como "A Nova Lei das

USO E ABUSO DE SUBSTÂNCIAS PSICOATIVAS OU DROGAS

Drogas", entendendo-se drogas como substâncias que provocam dependência. Esta lei previu medidas preventivas, bem como atenção e reinserção na sociedade dos usuários dependentes.

Antes, a posse da droga, mesmo para consumo pessoal, era considerada criminosa, sendo o usuário muitas vezes encaminhado para a prisão, sem a possibilidade de tratamento. Essa nova lei confirmou que ao usuário deve ser oferecido tratamento com dignidade (e não punição) e estabeleceu diferença entre usuários de drogas e traficantes. Essa lei assegura a crianças e adolescentes o direito à saúde e o acesso às estratégias de redução de danos, em acordo com os direitos da criança e do adolescente (Estatuto da Criança e do Adolescente – ECA –, Lei nº 8.069/1990). Também abriu exceção para o uso de determinadas substâncias em cerimônias religiosas (conforme determinado pela Convenção de Viena), como a *ayahuasca*, de origem indígena, usada em rituais religiosos na Amazônia.

A Portaria nº 3.088/2011 instituiu a Rede de Atenção Psicossocial (RAPS) para pessoas com sofrimento ou transtorno mental, incluindo aquelas com necessidades decorrentes do uso de *crack*, álcool e outras drogas, no âmbito do SUS, congregando a atenção básica, a atenção psicossocial especializada, a atenção de urgência e emergência, a atenção residencial de caráter transitório, a atenção hospitalar, as estratégias de desinstitucionalização e a reabilitação psicossocial.

Em 2012, a reforma do Código Penal definiu a aceitação e descriminalização do usuário portador de uma quantidade de droga que não ultrapasse o equivalente ao consumo de cinco dias (salvo se estiver na presença de crianças e adolescentes ou próximo a escolas ou outros locais frequentados por crianças e adolescentes).

Apesar da lei, há certa instabilidade nessa questão. De tempos em tempos, uma autoridade municipal decide "limpar a cidade", recolhendo os usuários de drogas desfavorecidos, levando-os à força para um Centro de Referência para Dependentes Químicos. Eles são abordados por agentes de saúde e "convidados"/convencidos a acompanhá-los a um desses centros.

Lá, são avaliados por médico; considerada necessária a internação, se esta for aceita pelo usuário, será voluntária; se for recusada, será uma internação compulsória – um promotor avalia o laudo médico e um juiz vai então ordenar, ou não, a internação.

Ainda há muito desconhecimento em relação a essa questão, gerando muitas controvérsias. Culpabilizar os usuários e exigir abstinência, mantendo-os em unidades psiquiátricas fechadas visando à "cura" – ou em prisões –, são práticas comuns e que não têm resolvido a questão. Não são boas soluções; são ações ultrapassadas. Há muitos aspectos envolvidos, que incluem as propriedades farmacológicas da droga, as características psicológicas das pessoas usuárias, as situações externas de violência e as políticas de drogas dos países. Não é uma questão resolvida.

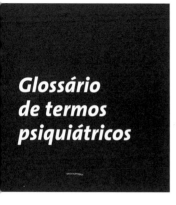

Glossário de termos psiquiátricos

Abuso – Forma prejudicial de uso de álcool e outras drogas.

Acatisia – Agitação motora, tendência a se movimentar.

Acinesia – Imobilidade, falta de motricidade.

Acrofobia – Medo exagerado, fobia de altura.

Adição – Relação patológica com uma substância psicoativa ou um comportamento, que a pessoa não consegue interromper. Em geral, é uma dependência fisiológica e/ou emocional ao efeito de drogas como narcóticos, álcool, tabaco, maconha, mas pode tratar-se também de sexo, trabalho, etc. usados de maneira constante e repetitiva.

Afasia – Impossibilidade de falar, perda da fala.

Agorafobia – Medo exagerado de multidões, de lugares abertos.

Alcoolismo – Dependência fisiológica e emocional aos efeitos de bebidas alcoólicas.

Alucinação – Percepção sensorial não associada ao estímulo externo, não alterada por argumentos lógicos, presente na psicose. Pode ser visual, auditiva, olfativa, gustativa, tátil ou cinestésica.

Ambivalência – Presença simultânea de emoções, impulsos ou desejos opostos em relação a uma mesma representação mental. É um sintoma da esquizofrenia.

Amnésia – Perda total ou parcial da memória, temporária ou permanentemente, decorrente de problemas físicos ou emocionais.

Angústia – Experiência subjetiva, com sensação de temor, apreensão e desastre iminente, provocada por um perigo real ou interno.

Ansiedade – Experiência subjetiva desagradável, composta de medo, apreensão e tensão em resposta a uma ameaça física ou psicológica percebida pela pessoa, não alterada por argumentos lógicos.

Ansiolíticos – Medicamentos que atuam na ansiedade.

Antidepressivos – Medicamentos que atuam nos sintomas depressivos.

Antipsicóticos – Medicamentos que atuam nos sintomas psicóticos.

Apatia – Falta de interesse ou resposta afetiva; indiferença.

Apraxia – Falta de mobilidade, não conseguir realizar movimentos.

Ataxia – Falta de coordenação muscular motora.

Autismo – Sintoma da esquizofrenia que compromete a relação, a interação com os demais, excluindo a realidade.

Autismo infantil – Problema do desenvolvimento que compromete a relação, a linguagem, a comunicação, a interação social com os outros, na infância. A comunicação do autista é restrita e repetitiva.

Bloqueio – Súbita interrupção do pensamento, ação ou fala, relacionado a emoções fortes.

Catalepsia – Estado de imobilidade, supressão dos movimentos voluntários.

Ciclotimia – Predisposição do indivíduo a alternar estados de vivacidade e depressão.

Claustrofobia – Medo de lugares fechados.

Cleptomania – Compulsão por roubar.

Compulsão – Necessidade de praticar um ato, repetidamente, independentemente da vontade do sujeito; visa aliviar a ansiedade decorrente de um conflito emocional.

Confabulação – Sintoma de confusão mental consistindo na substituição de lacunas de memória por fantasias.

Conflito – Situação psicológica em que o indivíduo se defronta com impulsos, desejos ou necessidades opostas ou mutuamente exclusivas, em consequência de forças internas ou externas.

Confusão mental – Distúrbio da consciência caracterizado por perplexidade, desorientação, perturbações das funções associativas e pobreza de ideias.

Delírio (ou melhor, ideia delirante) – Ideia contrária à realidade, com base em emoções subjacentes, que não é alterada por argumentos lógicos. De acordo com seu tema: de grandeza, persecutório, místico, etc. Está presente nas psicoses.

Delirium – Síndrome orgânica cerebral com perturbações de consciência, percepção, orientação, pensamento e função psicomotora.

Delirium tremens – Síndrome cerebral aguda precipitada pelo uso excessivo de álcool, podendo também tratar-se de uma síndrome de supressão brusca do álcool no caso do alcoólatra crônico. Caracteriza-se por intensa ansiedade, tremores e alucinações visuais assustadoras (geralmente insetos, animais pequenos e terríveis) acompanhados de febre, sudorese e desidratação.

Demência – Declínio progressivo da função psíquica, intelectual e na adequação da resposta emocional. É permanente e irreversível.

Depressão – Estado patológico caracterizado por tristeza, desespero e, muitas vezes, ideias de suicídio.

Depressão puerperal – Depressão leve ou grave, que surge no período puerperal, com sentimento de indiferença ou hostilidade em reação ao bebê e/ou ao pai deste.

Desagregação do pensamento – Dificuldade em desenvolver o pensamento com coerência.

Desorientação – Perda da capacidade de identificar pessoas, lugares ou tempo.

Despersonalização – Distúrbio afetivo caracterizado por sentimentos de estranheza, irrealidade e perda da convicção da própria identidade.

Deterioração – Distúrbio qualitativo numa função fisiológica ou mental, ou na personalidade como um todo.

Dissociação – Desconexão, temporária ou não, entre pensamentos, emoções, memória (por exemplo, uma vítima de estupro que não lembra bem como aconteceu).

Ecolalia – Repetição involuntária de palavras de uma pessoa do ambiente (a associação é feita pela fonética, não pelo significado).

Ecopraxia – Repetição involuntária de movimento de uma pessoa do ambiente.

Elação – Alegria exultante acompanhada de atividade motora e impulsividade exageradas.

Embotamento – Perda da capacidade afetiva.

Empatia – Capacidade de compreender como outra pessoa se sente.

Esquizoafetiva (tipo de esquizofrenia) – Transtorno mental apresentando sintomas esquizofrênicos e também sintomas afetivos.

Esquizofrenia – Transtorno psicótico caracterizado por marcantes distorções no pensamento, interferência na capacidade de distinguir entre realidade e fantasia, embotamento afetivo e muitas vezes comportamento inadequado.

Esquizofrenia catatônica – Transtorno esquizofrênico caracterizado por perturbações psicomotoras, podendo alternar entre hipercinesia e negativismo, estupor. A pessoa pode manter posturas incômodas por longo período.

Esquizofrenia hebefrênica – Transtorno esquizofrênico em adulto jovem, caracterizado por um comportamento inadequado, regredido e com episódios de hostilidade.

Esquizofrenia paranoide – Transtorno esquizofrênico caracterizado por alucinações e ideias delirantes, sobretudo de perseguição, em geral estáveis, mantendo a inteligência.

GLOSSÁRIO DE TERMOS PSIQUIÁTRICOS

Estereotipia – Perturbação da atividade na qual a pessoa repete automaticamente determinados gestos.

Estresse – Reação, defesa, ao fato de ser submetido a uma pressão, causando tensão, distorção ou alteração do comportamento.

Estupor – Comportamento em que a pessoa se apresenta acinética (imóvel) e em mutismo, mas com relativa preservação da consciência.

Euforia – Estado de confiança, de satisfação, correspondendo a uma situação real ou interna ou como efeito de certas drogas (cocaína, ópio).

Fabulação – Transtorno da memória, sem alteração da consciência, com relato de fatos e experiências que não são reais.

Fixação de ideia – Pensamento com ideias fixas, repetidas.

Fobia – Medo irracional, excessivo, de um objeto ou situação, causado por um conflito emocional.

Folie à deux – Ideias delirantes partilhadas entre duas (ou eventualmente mais) pessoas.

Fuga de ideias – Perturbação na progressão do pensamento, caracterizada pela rapidez das associações, passando de uma ideia para outra, sem completá-las.

Hipermnésia – Capacidade acima do usual de recordar detalhes, pormenores, de fatos ocorridos, em geral referente a períodos específicos ou a afetos fortes.

Hipocondria – Preocupação exagerada com a saúde, medo irracional de doenças, pensamento obsessivo em doenças, embora não haja processo patológico demonstrado.

Hipomania – Aumento da atividade, acima do nível usual do indivíduo, mas abaixo daquele característico do comportamento maníaco.

Histeria – Neurose que se apresenta sob a forma de reações dissociativas ou conversivas.

Identificação – Método adaptativo pelo qual o indivíduo inconscientemente passa a pensar, sentir ou agir como outra pessoa (que lhe é significativa).

Ilusão – Interpretação perceptiva alterada, decorrente de um estímulo real (em geral provocada por estados afetivos ou desejos intensos).

Inconsciente – Camada da personalidade abrangendo material que, em circunstâncias comuns, não chega à consciência. Os impulsos inconscientes exercem uma influência fundamental sobre a conduta, os sentimentos, as decisões e o relacionamento interpessoal.

Inibição – Dificuldade, restrição na expressão de impulsos, desejos ou emoções.

Insight – Capacidade de a pessoa entender que tem um problema e examinar-se, o que pode propiciar o entendimento das prováveis causas e soluções.

Introvertido – Indivíduo que dirige seu interesse e suas emoções para dentro de si.

Korsakoff, síndrome de – Síndrome cerebral crônica em razão de deficiência vitamínica, geralmente associada ao uso excessivo e prolongado de álcool e caracterizada por distúrbios de memória, confabulação, desorientação e neuropatia periférica.

Linguagem corporal – Maneira de comunicação não verbal, em que os pensamentos, sentimentos e atitudes da pessoa são expressos por meios físicos, como expressão facial, gestos, postura, movimentos, etc.

Logorreia – Fala com excesso de palavras.

Maneirismo – Movimentos involuntários estereotipados.

Mania – Fase maníaca do transtorno afetivo bipolar, na qual todo o funcionamento da personalidade é acelerado: a pessoa apresenta-se eufórica, exigente, arrogante, hostil, maliciosa, hiperativa, falando muito (com rápida associação de ideias), apresentando ideias delirantes de grandeza.

Negativismo – Resistência a sugestões externas, tendência a se conduzir de maneira oposta à solicitada (inclui mutismo, rejeição de alimento, recusa de urinar).

Neologismo – Criação de palavras, com significado especial para a pessoa, mas não compreendida pelos demais.

Neurose – Transtorno mental caracterizado por uma ansiedade que pode ser sentida e expressa diretamente, ou controlada inconscientemente e expressa em forma de sintomas.

Obnubilação – Pensamento pouco claro, a partir de perturbação da percepção.

Obsessão – Persistência de uma ideia dominadora e repetitiva, incontrolável, que visa inconscientemente aliviar a ansiedade referente a um conflito emocional.

Orientação – Coordenação das funções de atenção, memória, percepção e consciência, seja autopsíquica (em relação a si mesmo) ou alopsíquica (em relação a espaço e tempo).

Pânico – Estado de intensa ansiedade associado a um terror irracional que impele a pessoa a uma ação frenética (podendo até mesmo tentar o suicídio).

Paramnésia – Memória distorcida, com falsas lembranças.

Paranoia – Psicose caracterizada por um delírio de perseguição contínuo, sistematizado e coerente.

Perseveração – Repetição persistente na expressão de uma ideia.

Projeção – Método adaptativo pelo qual a pessoa atribui seus próprios pensamentos, sentimentos e hábitos a outro ou ao ambiente externo.

Psicogênico – Aquilo que se origina no psiquismo.

Psicose – Transtorno mental no qual há uma acentuada interferência no funcionamento do indivíduo, afetando seu pensamento, sentimentos e ações, além de grande distúrbio em sua capacidade de distinguir a realidade de sua própria experiência subjetiva.

Psicossomática – Reação física, com mudanças de estrutura e função, causadas por problemas emocionais.

Regressão – Retorno a maneiras de funcionamento anteriores, mais imaturos.

Repressão – Mecanismo mental que consiste em excluir da consciência experiências, emoções ou ideias desagradáveis e/ou indesejáveis.

Rituais – Comportamentos ou atitudes compulsivas com a finalidade (inconsciente) de reduzir a ansiedade.

Senil (psicose) – Transtorno mental próprio de pessoas idosas, caracterizado por deterioração mental, com declínio do interesse pelo ambiente, diminuição do raciocínio, do afeto.

Sociopatia – Transtorno mental caracterizado por um desajuste que resulta na incapacidade do indivíduo em controlar e orientar seu comportamento de maneira socialmente aceitável.

Tiques – Movimentos involuntários da face ou outra parte do corpo, repetidos frequentemente.

Transtorno afetivo bipolar – Anteriormente chamado psicose maníaco--depressiva, ou transtorno do humor, é um transtorno psicótico caracterizado por acentuado distúrbio do humor, no qual se alternam respostas de elação (mania) ou depressão (tristeza profunda), acompanhados de hiper ou hipoatividade.

Verborreia – Fala com sentido lógico, porém, muito rápida e ininterrupta.

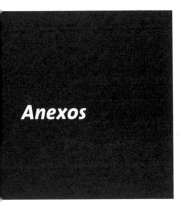

Anexos

Lei nº 10.216, de 6 de abril de 2001

Dispõe sobre a proteção e os direitos das pessoas portadoras de transtornos mentais e redireciona o modelo assistencial em saúde mental.

O PRESIDENTE DA REPÚBLICA Faço saber que o Congresso Nacional decreta e eu sanciono a seguinte Lei:

Art. 1º. Os direitos e a proteção das pessoas acometidas de transtorno mental, de que trata esta Lei, são assegurados sem nenhuma forma de discriminação quanto a raça, cor, sexo, orientação sexual, religião, opção política, nacionalidade, idade, família, recursos econômicos e ao grau de gravidade ou tempo de evolução de seu transtorno, ou qualquer outra.

Art. 2º. Nos atendimentos em saúde mental, de qualquer natureza, a pessoa e seus familiares ou responsáveis serão formalmente cientificados dos direitos enumerados no parágrafo único deste artigo.

Parágrafo único. São direitos da pessoa portadora de transtorno mental:

I – ter acesso ao melhor tratamento do sistema de saúde, consentâneo às suas necessidades;

II – ser tratada com humanidade e respeito e no interesse exclusivo de beneficiar sua saúde, visando alcançar sua recuperação pela inserção na família, no trabalho e na comunidade;

III – ser protegida contra qualquer forma de abuso e exploração;

IV – ter garantia de sigilo nas informações prestadas;

V – ter direito à presença médica, em qualquer tempo, para esclarecer a necessidade ou não de sua hospitalização involuntária;

VI – ter livre acesso aos meios de comunicação disponíveis;

VII – receber o maior número de informações a respeito de sua doença e de seu tratamento;

VIII – ser tratada em ambiente terapêutico pelos meios menos invasivos possíveis;

IX – ser tratada, preferencialmente, em serviços comunitários de saúde mental.

Art. 3º. É responsabilidade do Estado o desenvolvimento da política de saúde mental, a assistência e a promoção de ações de saúde aos portadores de transtornos mentais, com a devida participação da sociedade e da família, a qual será prestada em estabelecimento de saúde mental, assim entendidas as instituições ou unidades que ofereçam assistência em saúde aos portadores de transtornos mentais.

Art. 4º. A internação, em qualquer de suas modalidades, só será indicada quando os recursos extra-hospitalares se mostrarem insuficientes.

§ 1º. O tratamento visará, como finalidade permanente, à reinserção social do paciente em seu meio.

§ 2º. O tratamento em regime de internação será estruturado de forma a oferecer assistência integral à pessoa portadora de transtornos mentais, incluindo serviços médicos, de assistência social, psicológicos, ocupacionais, de lazer, e outros.

§ 3º. É vedada a internação de pacientes portadores de transtornos mentais em instituições com características asilares, ou seja, aquelas desprovidas dos recursos mencionados no § 2º e que não assegurem aos pacientes os direitos enumerados no parágrafo único do art. 2º.

Art. 5º. O paciente há longo tempo hospitalizado ou para o qual se caracterize situação de grave dependência institucional, decorrente de seu quadro clínico ou de ausência de suporte social, será objeto de política específica de alta planejada e reabilitação psicossocial assistida, sob responsabilidade da autoridade sanitária competente e supervisão de instância a ser definida pelo Poder Executivo, assegurada a continuidade do tratamento, quando necessário.

Art. 6º. A internação psiquiátrica somente será realizada mediante laudo médico circunstanciado que caracterize os seus motivos.

Parágrafo único. São considerados os seguintes tipos de internação psiquiátrica:

I – internação voluntária: aquela que se dá com o consentimento do usuário;

II – internação involuntária: aquela que se dá sem o consentimento do usuário e a pedido de terceiro; e

III – internação compulsória: aquela determinada pela Justiça.

Art. 7º. A pessoa que solicita voluntariamente sua internação, ou que a consente, deve assinar, no momento da admissão, uma declaração de que optou por esse regime de tratamento.

Parágrafo único. O término da internação voluntária dar-se-á por solicitação escrita do paciente ou por determinação do médico assistente.

Art. 8º. A internação voluntária ou involuntária somente será autorizada por médico devidamente registrado no Conselho Regional de Medicina – CRM do Estado onde se localize o estabelecimento.

§ 1º. A internação psiquiátrica involuntária deverá, no prazo de setenta e duas horas, ser comunicada ao Ministério Público Estadual pelo responsável técnico do estabelecimento no qual tenha ocorrido, devendo esse mesmo procedimento ser adotado quando da respectiva alta.

§ 2º. O término da internação involuntária dar-se-á por solicitação escrita do familiar, ou responsável legal, ou quando estabelecido pelo especialista responsável pelo tratamento.

Art. 9º. A internação compulsória é determinada, de acordo com a legislação vigente, pelo juiz competente, que levará em conta as condições de segurança do estabelecimento, quanto à salvaguarda do paciente, dos demais internados e funcionários.

Art. 10. Evasão, transferência, acidente, intercorrência clínica grave e falecimento serão comunicados pela direção do estabelecimento de saúde mental aos familiares, ou ao representante legal do paciente, bem como à autoridade sanitária responsável, no prazo máximo de vinte e quatro horas da data da ocorrência.

Art. 11. Pesquisas científicas para fins diagnósticos ou terapêuticos não poderão ser realizadas sem o consentimento expresso do paciente, ou de seu representante legal, e sem a devida comunicação aos conselhos profissionais competentes e ao Conselho Nacional de Saúde.

Art. 12. O Conselho Nacional de Saúde, no âmbito de sua atuação, criará comissão nacional para acompanhar a implementação desta Lei.

Art. 13. Esta Lei entra em vigor na data de sua publicação.

Brasília, 6 de abril de 2001; 180º da Independência e 113º da República.

FERNANDO HENRIQUE CARDOSO

Jose Gregori

José Serra

Roberto Brant

Portaria nº 336/GM, de 19 de fevereiro de 2002

O Ministro da Saúde, no uso de suas atribuições legais;

Considerando a nº Lei 10.216, de 06/04/01, que dispõe sobre a proteção e os direitos das pessoas portadoras de transtornos mentais e redireciona o modelo assistencial em saúde mental;

Considerando o disposto na Norma Operacional de Assistência à Saúde – NOAS – SUS 01/2001, aprovada pela Portaria GM/MS nº 95, de 26 de janeiro de 2001;

Considerando a necessidade de atualização das normas constantes da Portaria MS/SAS nº 224, de 29 de janeiro de 1992, resolve:

Art. 1º. Estabelecer que os Centros de Atenção Psicossocial poderão constituir-se nas seguintes modalidades de serviços: CAPS I, CAPS II e CAPS III, definidos por ordem crescente de porte/complexidade e abrangência populacional, conforme disposto nesta Portaria.

§ 1º. As três modalidades de serviços cumprem a mesma função no atendimento público em saúde mental, distinguindo-se pelas características descritas no art. 3º desta Portaria, e deverão estar capacitadas para realizar prioritariamente o atendimento de pacientes com transtornos mentais severos e persistentes em sua área territorial, em regime de tratamento intensivo, semi-intensivo e não intensivo, conforme definido adiante.

§ 2º. Os CAPS deverão constituir-se em serviço ambulatorial de atenção diária que funcione segundo a lógica do território.

Art. 2º. Definir que somente os serviços de natureza jurídica pública poderão executar as atribuições de supervisão e de regulação da rede de serviços de saúde mental.

Art. 3º. Estabelecer que os Centros de Atenção Psicossocial (CAPS) só poderão funcionar em área física específica e independente de qualquer estrutura hospitalar.

Parágrafo único. Os CAPS poderão localizar-se dentro dos limites da área física de uma unidade hospitalar geral, ou dentro do conjunto arquitetônico de instituições universitárias de saúde, desde que independentes de sua estrutura física, com acesso privativo e equipe profissional própria.

Art. 4º. Definir que as modalidades de serviços estabelecidas pelo art. 1º desta Portaria correspondem às características abaixo discriminadas:

4.1 – CAPS I – Serviço de atenção psicossocial com capacidade operacional para atendimento em municípios com população entre 20.000 e 70.000 habitantes, com as seguintes características:

a – responsabilizar-se, sob coordenação do gestor local, pela organização da demanda e da rede de cuidados em saúde mental no âmbito do seu território;

b – possuir capacidade técnica para desempenhar o papel de regulador da porta de entrada da rede assistencial no âmbito do seu território e/ou do módulo assistencial, definido na Norma Operacional de Assistência à Saúde (NOAS), de acordo com a determinação do gestor local;

c – coordenar, por delegação do gestor local, as atividades de supervisão de unidades hospitalares psiquiátricas no âmbito do seu território;

d – supervisionar e capacitar as equipes de atenção básica, serviços e programas de saúde mental no âmbito do seu território e/ou do módulo assistencial;

e – realizar, e manter atualizado, o cadastramento dos pacientes que utilizam medicamentos essenciais para a área de saúde mental regulamentados pela Portaria/GM/MS nº 1.077 de 24 de agosto de 1999 e medicamentos excepcionais, regulamentados pela Portaria/SAS/MS nº 341 de 22 de agosto de 2001, dentro de sua área assistencial;

f – funcionar no período das 08 às 18 horas, em 02 (dois) turnos, durante os cinco dias úteis da semana.

4.1.1 – A assistência prestada ao paciente no CAPS I inclui as seguintes atividades:

a – atendimento individual (medicamentoso, psicoterápico, de orientação, entre outros);

b – atendimento em grupos (psicoterapia, grupo operativo, atividades de suporte social, entre outras);

c – atendimento em oficinas terapêuticas executadas por profissional de nível superior ou nível médio;

d – visitas domiciliares;

e – atendimento à família;

ANEXOS

f – atividades comunitárias enfocando a integração do paciente na comunidade e sua inserção familiar e social;

g – os pacientes assistidos em um turno (04 horas) receberão uma refeição diária; os assistidos em dois turnos (08 horas) receberão duas refeições diárias.

4.1.2 – Recursos Humanos:

A equipe técnica mínima para atuação no CAPS I, para o atendimento de 20 (vinte) pacientes por turno, tendo como limite máximo 30 (trinta) pacientes/dia, em regime de atendimento intensivo, será composta por:

a – 01 (um) médico com formação em saúde mental;

b – 01 (um) enfermeiro;

c – 03 (três) profissionais de nível superior entre as seguintes categorias: psicólogo, assistente social, terapeuta ocupacional, pedagogo ou outro profissional necessário ao projeto terapêutico;

d – 04 (quatro) profissionais de nível médio: técnico e/ou auxiliar de enfermagem, técnico administrativo, técnico educacional e artesão.

4.2 – CAPS II – Serviço de atenção psicossocial com capacidade operacional para atendimento em municípios com população entre 70.000 e 200.000 habitantes, com as seguintes características:

a – responsabilizar-se, sob coordenação do gestor local, pela organização da demanda e da rede de cuidados em saúde mental no âmbito do seu território;

b – possuir capacidade técnica para desempenhar o papel de regulador da porta de entrada da rede assistencial no âmbito do seu território e/ou do módulo assistencial, definido na Norma Operacional de Assistência à Saúde (NOAS), por determinação do gestor local;

c – coordenar, por delegação do gestor local, as atividades de supervisão de unidades hospitalares psiquiátricas no âmbito do seu território;

ENFERMAGEM EM SAÚDE MENTAL

d – supervisionar e capacitar as equipes de atenção básica, serviços e programas de saúde mental no âmbito do seu território e/ou do módulo assistencial;

e – realizar, e manter atualizado, o cadastramento dos pacientes que utilizam medicamentos essenciais para a área de saúde mental regulamentados pela Portaria/GM/MS nº 1.077 de 24 de agosto de 1999 e medicamentos excepcionais, regulamentados pela Portaria/SAS/MS nº 341 de 22 de agosto de 2001, dentro de sua área assistencial;

f – funcionar das 8:00 às 18:00 horas, em 02 (dois) turnos, durante os cinco dias úteis da semana, podendo comportar um terceiro turno funcionando até as 21:00 horas.

4.2.1 – A assistência prestada ao paciente no CAPS II inclui as seguintes atividades:

a – atendimento individual (medicamentoso, psicoterápico, de orientação, entre outros);

b – atendimento em grupos (psicoterapia, grupo operativo, atividades de suporte social, entre outras);

c – atendimento em oficinas terapêuticas executadas por profissional de nível superior ou nível médio;

d – visitas domiciliares;

e – atendimento à família;

f – atividades comunitárias enfocando a integração do doente mental na comunidade e sua inserção familiar e social;

g – os pacientes assistidos em um turno (04 horas) receberão uma refeição diária; os assistidos em dois turnos (08 horas) receberão duas refeições diárias.

4.2.2 – Recursos Humanos:

A equipe técnica mínima para atuação no CAPS II, para o atendimento de 30 (trinta) pacientes por turno, tendo como limite máximo 45 (quarenta e cinco) pacientes/dia, em regime intensivo, será composta por:

ANEXOS

a – 01 (um) médico psiquiatra;

b – 01 (um) enfermeiro com formação em saúde mental;

c – 04 (quatro) profissionais de nível superior entre as seguintes categorias: psicólogo, assistente social, enfermeiro, terapeuta ocupacional, pedagogo ou outro profissional necessário ao projeto terapêutico;

d – 06 (seis) profissionais de nível médio: técnico e/ou auxiliar de enfermagem, técnico administrativo, técnico educacional e artesão.

4.3 – CAPS III – Serviço de atenção psicossocial com capacidade operacional para atendimento em municípios com população acima de 200.000 habitantes, com as seguintes características:

a – constituir-se em serviço ambulatorial de atenção contínua, durante 24 horas diariamente, incluindo feriados e finais de semana;

b – responsabilizar-se, sob coordenação do gestor local, pela organização da demanda e da rede de cuidados em saúde mental no âmbito do seu território;

c – possuir capacidade técnica para desempenhar o papel de regulador da porta de entrada da rede assistencial no âmbito do seu território e/ou do módulo assistencial, definido na Norma Operacional de Assistência à Saúde (NOAS), por determinação do gestor local;

d – coordenar, por delegação do gestor local, as atividades de supervisão de unidades hospitalares psiquiátricas no âmbito do seu território;

e – supervisionar e capacitar as equipes de atenção básica, serviços e programas de saúde mental no âmbito do seu território e/ou do módulo assistencial;

f – realizar, e manter atualizado, o cadastramento dos pacientes que utilizam medicamentos essenciais para a área de saúde mental regulamentados pela Portaria/GM/MS nº 1.077 de 24 de agosto de 1999 e medicamentos excepcionais, regulamentados pela Portaria/SAS/MS nº 341 de 22 de agosto de 2001, dentro de sua área assistencial;

g – estar referenciado a um serviço de atendimento de urgência/emergência geral de sua região, que fará o suporte de atenção médica.

4.3.1 – A assistência prestada ao paciente no CAPS III inclui as seguintes atividades:

a – atendimento individual (medicamentoso, psicoterápico, orientação, entre outros);

b – atendimento em grupos (psicoterapia, grupo operativo, atividades de suporte social, entre outras);

c – atendimento em oficinas terapêuticas executadas por profissional de nível superior ou nível médio;

d – visitas e atendimentos domiciliares;

e – atendimento à família;

f – atividades comunitárias enfocando a integração do doente mental na comunidade e sua inserção familiar e social;

g – acolhimento noturno, nos feriados e finais de semana, com no máximo 05 (cinco) leitos, para eventual repouso e/ou observação;

h – os pacientes assistidos em um turno (04 horas) receberão uma refeição diária; os assistidos em dois turnos (08 horas) receberão duas refeições diárias, e os que permanecerem no serviço durante 24 horas contínuas receberão 04 (quatro) refeições diárias;

i – a permanência de um mesmo paciente no acolhimento noturno fica limitada a 07 (sete) dias corridos ou 10 (dez) dias intercalados em um período de 30 (trinta) dias.

4.3.2 – Recursos Humanos:

A equipe técnica mínima para atuação no CAPS III, para o atendimento de 40 (quarenta) pacientes por turno, tendo como limite máximo 60 (sessenta) pacientes/dia, em regime intensivo, será composta por:

a – 02 (dois) médicos psiquiatras;

b – 01 (um) enfermeiro com formação em saúde mental;

c – 05 (cinco) profissionais de nível superior entre as seguintes categorias: psicólogo, assistente social, enfermeiro, terapeuta ocupacional, pedagogo ou outro profissional necessário ao projeto terapêutico;

d – 08 (oito) profissionais de nível médio: técnico e/ou auxiliar de enfermagem, técnico administrativo, técnico educacional e artesão.

4.3.2.1 – Para o período de acolhimento noturno, em plantões corridos de 12 horas, a equipe deve ser composta por:

a – 03 (três) técnicos/auxiliares de enfermagem, sob supervisão do enfermeiro do serviço;

b – 01 (um) profissional de nível médio da área de apoio.

4.3.2.2 – Para as 12 horas diurnas, nos sábados, domingos e feriados, a equipe deve ser composta por:

a – 01 (um) profissional de nível superior entre as seguintes categorias: médico, enfermeiro, psicólogo, assistente social, terapeuta ocupacional, ou outro profissional de nível superior justificado pelo projeto terapêutico;

b – 03 (três) técnicos/auxiliares técnicos de enfermagem, sob supervisão do enfermeiro do serviço;

c – 01 (um) profissional de nível médio da área de apoio.

4.4 – CAPS i II – Serviço de atenção psicossocial para atendimento a crianças e adolescentes, constituindo-se na referência para uma população de cerca de 200.000 habitantes, ou outro parâmetro populacional a ser definido pelo gestor local, atendendo a critérios epidemiológicos, com as seguintes características:

a – constituir-se em serviço ambulatorial de atenção diária destinado a crianças e adolescentes com transtornos mentais;

b – possuir capacidade técnica para desempenhar o papel de regulador da porta de entrada da rede assistencial no âmbito do seu território e/ou do módulo assistencial, definido na Norma Operacional de Assistência à Saúde (NOAS), de acordo com a determinação do gestor local;

c – responsabilizar-se, sob coordenação do gestor local, pela organização da demanda e da rede de cuidados em saúde mental de crianças e adolescentes no âmbito do seu território;

d – coordenar, por delegação do gestor local, as atividades de supervisão de unidades de atendimento psiquiátrico a crianças e adolescentes no âmbito do seu território;

e – supervisionar e capacitar as equipes de atenção básica, serviços e programas de saúde mental no âmbito do seu território e/ou do módulo assistencial, na atenção à infância e adolescência;

f – realizar, e manter atualizado, o cadastramento dos pacientes que utilizam medicamentos essenciais para a área de saúde mental regulamentados pela Portaria/GM/MS nº 1.077 de 24 de agosto de 1999 e medicamentos excepcionais, regulamentados pela Portaria/SAS/MS nº 341 de 22 de agosto de 2001, dentro de sua área assistencial;

g – funcionar das 8:00 às 18:00 horas, em 02 (dois) turnos, durante os cinco dias úteis da semana, podendo comportar um terceiro turno que funcione até as 21 horas.

4.4.1 – A assistência prestada ao paciente no CAPS i II inclui as seguintes atividades:

a – atendimento individual (medicamentoso, psicoterápico, de orientação, entre outros);

b – atendimento em grupos (psicoterapia, grupo operativo, atividades de suporte social, entre outros);

c – atendimento em oficinas terapêuticas executadas por profissional de nível superior ou nível médio;

d – visitas e atendimentos domiciliares;

e – atendimento à família;

f – atividades comunitárias enfocando a integração da criança e do adolescente na família, na escola, na comunidade ou quaisquer outras formas de inserção social;

g – desenvolvimento de ações intersetoriais, principalmente com as áreas de assistência social, educação e justiça;

h – os pacientes assistidos em um turno (04 horas) receberão uma refeição diária; os assistidos em dois turnos (08 horas) receberão duas refeições diárias.

4.4.2 – Recursos Humanos:

A equipe técnica mínima para atuação no CAPS i II, para o atendimento de 15 (quinze) crianças e/ou adolescentes por turno, tendo como limite máximo 25 (vinte e cinco) pacientes/dia, será composta por:

a – 01 (um) médico psiquiatra, ou neurologista, ou pediatra, com formação em saúde mental;

b – 01 (um) enfermeiro;

c – 04 (quatro) profissionais de nível superior entre as seguintes categorias: psicólogo, assistente social, enfermeiro, terapeuta ocupacional, fonoaudiólogo, pedagogo ou outro profissional necessário ao projeto terapêutico;

d – 05 (cinco) profissionais de nível médio: técnico e/ou auxiliar de enfermagem, técnico administrativo, técnico educacional e artesão.

4.5 – CAPS ad II – Serviço de atenção psicossocial para atendimento de pacientes com transtornos decorrentes do uso e dependência de substâncias psicoativas, com capacidade operacional para atendimento em municípios com população superior a 70.000, com as seguintes características:

a – constituir-se em serviço ambulatorial de atenção diária, de referência para área de abrangência populacional definida pelo gestor local;

b – sob coordenação do gestor local, responsabilizar-se pela organização da demanda e da rede de instituições de atenção a usuários de álcool e drogas, no âmbito de seu território;

c – possuir capacidade técnica para desempenhar o papel de regulador da porta de entrada da rede assistencial local no âmbito de seu território e/ou do módulo assistencial, definido na Norma Operacional de Assistência à Saúde (NOAS), de acordo com a determinação do gestor local;

ENFERMAGEM EM SAÚDE MENTAL

d – coordenar, no âmbito de sua área de abrangência e por delegação do gestor local, atividades de supervisão de serviços de atenção a usuários de drogas, em articulação com o Conselho Municipal de Entorpecentes;

e – supervisionar e capacitar as equipes de atenção básica, serviços e programas de saúde mental no âmbito do seu território e/ou do módulo assistencial;

f – realizar, e manter atualizado, o cadastramento dos pacientes que utilizam medicamentos essenciais para a área de saúde mental regulamentados pela Portaria/GM/MS nº 1.077 de 24 de agosto de 1999 e medicamentos excepcionais, regulamentados pela Portaria/SAS/MS nº 341 de 22 de agosto de 2001, dentro de sua área assistencial;

g – funcionar das 8:00 às 18:00 horas, em 02 (dois) turnos, durante os cinco dias úteis da semana, podendo comportar um terceiro turno funcionando até as 21:00 horas;

h – manter de 02 (dois) a 04 (quatro) leitos para desintoxicação e repouso.

4.5.1 – A assistência prestada ao paciente no CAPS ad II para pacientes com transtornos decorrentes do uso e dependência de substâncias psicoativas inclui as seguintes atividades:

a – atendimento individual (medicamentoso, psicoterápico, de orientação, entre outros);

b – atendimento em grupos (psicoterapia, grupo operativo, atividades de suporte social, entre outras);

c – atendimento em oficinas terapêuticas executadas por profissional de nível superior ou nível médio;

d – visitas e atendimentos domiciliares;

e – atendimento à família;

f – atividades comunitárias enfocando a integração do dependente químico na comunidade e sua inserção familiar e social;

g – os pacientes assistidos em um turno (04 horas) receberão uma refeição diária; os assistidos em dois turnos (08 horas) receberão duas refeições diárias;

h – atendimento de desintoxicação.

4.5.2 – Recursos Humanos:

A equipe técnica mínima para atuação no CAPS ad II para atendimento de 25 (vinte e cinco) pacientes por turno, tendo como limite máximo 45 (quarenta e cinco) pacientes/dia, será composta por:

a – 01 (um) médico psiquiatra;

b – 01 (um) enfermeiro com formação em saúde mental;

c – 01 (um) médico clínico, responsável pela triagem, avaliação e acompanhamento das intercorrências clínicas;

d – 04 (quatro) profissionais de nível superior entre as seguintes categorias: psicólogo, assistente social, enfermeiro, terapeuta ocupacional, pedagogo ou outro profissional necessário ao projeto terapêutico;

e – 06 (seis) profissionais de nível médio: técnico e/ou auxiliar de enfermagem, técnico administrativo, técnico educacional e artesão.

Art. 5º. Estabelecer que os CAPS I, II, III, CAPS i II e CAPS ad II deverão estar capacitados para o acompanhamento dos pacientes de forma intensiva, semi-intensiva e não intensiva, dentro de limites quantitativos mensais que serão fixados em ato normativo da Secretaria de Assistência à Saúde do Ministério da Saúde.

Parágrafo único. Define-se como atendimento intensivo aquele destinado aos pacientes que, em função de seu quadro clínico atual, necessitem acompanhamento diário; semi-intensivo é o tratamento destinado aos pacientes que necessitam de acompanhamento frequente, fixado em seu projeto terapêutico, mas não precisam estar diariamente no CAPS; não intensivo é o atendimento que, em função do quadro clínico, pode ter uma frequência menor. A descrição minuciosa destas três modalidades deverá ser objeto de Portaria da Secretaria de Assistência à Saúde do Ministério da Saúde, que fixará os limites mensais (número máximo de atendimentos); para o atendimento intensivo (atenção diária), será levada em conta a capacidade máxima de cada CAPS, conforme definida no art. 2º.

Art. 6º. Estabelecer que os atuais CAPS e NAPS deverão ser recadastrados nas modalidades CAPS I, II, III, CAPS i II e CAPS ad II pelo gestor estadual, após parecer técnico da Secretaria de Assistência à Saúde do Ministério da Saúde.

Parágrafo único. O mesmo procedimento se aplicará aos novos CAPS que vierem a ser implantados.

Art. 7º. Definir que os procedimentos realizados pelos CAPS e NAPS atualmente existentes, após o seu recadastramento, assim como os novos que vierem a ser criados e cadastrados, serão remunerados através do Sistema APAC/SIA, sendo incluídos na relação de procedimentos estratégicos do SUS e financiados com recursos do Fundo de Ações Estratégicas e Compensação – FAEC.

Art. 8º. Estabelecer que serão alocados no FAEC, para a finalidade descrita no art. 5º, durante os exercícios de 2002 e 2003, recursos financeiros no valor total de R$ 52.000.000,00 (cinquenta e dois milhões de reais), previstos no orçamento do Ministério da Saúde.

Art. 9º. Definir que os procedimentos a serem realizados pelos CAPS, nas modalidades I, II (incluídos CAPS i II e CAPS ad II) e III, objetos da presente Portaria, serão regulamentados em ato próprio do Secretário de Assistência à Saúde do Ministério da Saúde.

Art. 10. Esta Portaria entrará em vigor a partir da competência fevereiro de 2002, revogando-se as disposições em contrário.

JOSÉ SERRA

Lei nº 10.708, de 31 de julho de 2003

Institui o auxílio-reabilitação psicossocial para pacientes acometidos de transtornos mentais egressos de internações.

O PRESIDENTE DA REPÚBLICA

Faço saber que o Congresso Nacional decreta e eu sanciono a seguinte Lei:

Art. 1º. Fica instituído o auxílio-reabilitação psicossocial para assistência, acompanhamento e integração social, fora de unidade hospitalar, de pacientes acometidos de transtornos mentais, internados em hospitais ou unidades psiquiátricas, nos termos desta Lei.

Parágrafo único. O auxílio é parte integrante de um programa de ressocialização de pacientes internados em hospitais ou unidades psiquiátricas, denominado "De Volta Para Casa", sob coordenação do Ministério da Saúde.

Art. 2º. O benefício consistirá em pagamento mensal de auxílio pecuniário, destinado aos pacientes egressos de internações, segundo critérios definidos por esta Lei.

§ 1º. É fixado o valor do benefício de R$ 240,00 (duzentos e quarenta reais), podendo ser reajustado pelo Poder Executivo de acordo com a disponibilidade orçamentária.

§ 2º. Os valores serão pagos diretamente aos beneficiários, mediante convênio com instituição financeira oficial, salvo na hipótese de incapacidade de exercer pessoalmente os atos da vida civil, quando serão pagos ao representante legal do paciente.

§ 3º. O benefício terá a duração de um ano, podendo ser renovado quando necessário aos propósitos da reintegração social do paciente.

Art. 3º. São requisitos cumulativos para a obtenção do benefício criado por esta Lei que:

I – o paciente seja egresso de internação psiquiátrica cuja duração tenha sido, comprovadamente, por um período igual ou superior a dois anos;

II – a situação clínica e social do paciente não justifique a permanência em ambiente hospitalar, indique tecnicamente a possibilidade de inclusão em programa de reintegração social e a necessidade de auxílio financeiro;

III – haja expresso consentimento do paciente, ou de seu representante legal, em se submeter às regras do programa;

IV – seja garantida ao beneficiado a atenção continuada em saúde mental, na rede de saúde local ou regional.

§ 1º. O tempo de permanência em Serviços Residenciais Terapêuticos será considerado para a exigência temporal do inciso I deste artigo.

§ 2º. Para fins do inciso I, não poderão ser considerados períodos de internação os de permanência em orfanatos ou outras instituições para menores, asilos, albergues ou outras instituições de amparo social, ou internações em hospitais psiquiátricos que não tenham sido custeados pelo Sistema Único de Saúde – SUS ou órgãos que o antecederam e que hoje o compõem.

§ 3º. Egressos de Hospital de Custódia e Tratamento Psiquiátrico poderão ser igualmente beneficiados, procedendo-se, nesses casos, em conformidade com a decisão judicial.

Art. 4º. O pagamento do auxílio-reabilitação psicossocial será suspenso:

I – quando o beneficiário for reinternado em hospital psiquiátrico;

II – quando alcançados os objetivos de reintegração social e autonomia do paciente.

Art. 5º. O pagamento do auxílio-reabilitação psicossocial será interrompido, em caso de óbito, no mês seguinte ao do falecimento do beneficiado.

Art. 6º. Os recursos para implantação do auxílio-reabilitação psicossocial são os referidos no Plano Plurianual 2000-2003, sob a rubrica "incentivo-bônus", ação 0591 do Programa Saúde Mental nº 0018.

§ 1º. A continuidade do programa será assegurada no orçamento do Ministério da Saúde.

§ 2º. O aumento de despesa obrigatória de caráter continuado resultante da criação deste benefício será compensado dentro do volume de recursos mínimos destinados às ações e serviços públicos de saúde, conforme disposto no art. 77 do Ato das Disposições Constitucionais Transitórias.

Art. 7º. O controle social e a fiscalização da execução do programa serão realizados pelas instâncias do SUS.

Art. 8º. O Poder Executivo regulamentará o disposto nesta Lei.

Art. 9º. Esta Lei entra em vigor na data de sua publicação.

Brasília, 31 de julho de 2003; 182º da Independência e 115º da República.

LUIZ INÁCIO LULA DA SILVA

Humberto Sérgio Costa Lima

Ricardo José Ribeiro Berzoini

Portaria nº 106/MS, de 11 de fevereiro de 2000

O Ministro de Estado da Saúde, no uso de suas atribuições, considerando: a necessidade da reestruturação do modelo de atenção ao portador de transtornos mentais, no âmbito do Sistema Único de Saúde – SUS; a necessidade de garantir uma assistência integral em saúde mental e eficaz para a reabilitação psicossocial; a necessidade da humanização do atendimento psiquiátrico no âmbito do SUS, visando à reintegração social do usuário; a necessidade da implementação de políticas de melhoria de qualidade da assistência à saúde mental, objetivando a redução das internações em hospitais psiquiátricos, resolve:

Art. 1º. Criar os Serviços Residenciais Terapêuticos em Saúde Mental, no âmbito do Sistema Único de Saúde, para o atendimento ao portador de transtornos mentais.

Parágrafo único. Entende-se como Serviços Residenciais Terapêuticos, moradias ou casas inseridas, preferencialmente, na comunidade, destinadas a cuidar dos portadores de transtornos mentais, egressos de internações psiquiátricas de longa permanência, que não possuam suporte social e laços familiares que viabilizem sua inserção social.

Art. 2º. Definir que os Serviços Residenciais Terapêuticos em Saúde Mental constituem uma modalidade assistencial substitutiva da internação psiquiátrica prolongada, de maneira que, a cada transferência de paciente do Hospital Especializado para o Serviço de Residência Terapêutica, deve-se reduzir ou descredenciar do SUS igual número de leitos naquele hospital, realocando o recurso da AIH correspondente para os tetos orçamentários do estado ou município que se responsabilizará pela assistência ao paciente e pela rede substitutiva de cuidados em saúde mental.

Art. 2º-A. Os SRT deverão acolher pessoas com internação de longa permanência, egressas de hospitais psiquiátricos e hospitais de custódia.

Parágrafo único. Para fins desta Portaria, será considerada internação de longa permanência a internação de dois anos ou mais ininterruptos.

Art. 2º-B. Os SRT serão constituídos nas modalidades Tipo I e Tipo II, definidos pelas necessidades específicas de cuidado do morador, conforme descrito no Anexo I desta Portaria.

§ 1º. São definidos como SRT Tipo I as moradias destinadas a pessoas com transtorno mental em processo de desinstitucionalização, devendo acolher no máximo oito moradores.

§ 2º. São definidos como SRT Tipo II as modalidades de moradia destinadas às pessoas com transtorno mental e acentuado nível de dependência, especialmente em função do seu comprometimento físico, que necessitam de cuidados permanentes específicos, devendo acolher no máximo dez moradores.

§ 3º. Para fins de repasse de recursos financeiros, os Municípios deverão compor grupos de mínimo quatro moradores em cada tipo de SRT.

§ 4º. Os SRT tipo II deverão contar com equipe mínima composta por cuidadores de referência e profissional técnico de enfermagem, observando-se as diretrizes constantes do Anexo I desta Portaria.

§ 5º. As duas modalidades de SRT se mantém como unidades de moradia, inseridos na comunidade, devendo estar localizados fora dos limites de unidades hospitalares gerais ou especializadas, estando vinculados a rede pública de serviços de saúde.

Art. 3º. Definir que aos Serviços Residenciais Terapêuticos em Saúde Mental cabe:

a – garantir assistência aos portadores de transtornos mentais com grave dependência institucional que não tenham possibilidade de desfrutar de inteira autonomia social e não possuam vínculos familiares e de moradia;

b – atuar como unidade de suporte destinada, prioritariamente, aos portadores de transtornos mentais submetidos a tratamento psiquiátrico em regime hospitalar prolongado;

c – promover a reinserção desta clientela à vida comunitária.

Art. 4º. Estabelecer que os Serviços Residenciais Terapêuticos em Saúde Mental deverão ter um Projeto Terapêutico baseado nos seguintes princípios e diretrizes:

a – ser centrado nas necessidades dos usuários, visando à construção progressiva da sua autonomia nas atividades da vida cotidiana e à ampliação da inserção social;

b – ter como objetivo central contemplar os princípios da reabilitação psicossocial, oferecendo ao usuário um amplo projeto de reintegração social, por meio de programas de alfabetização, de reinserção no trabalho, de mobilização de recursos comunitários, de autonomia para as atividades domésticas e pessoais e de estímulo à formação de associações de usuários, familiares e voluntários;

c – respeitar os direitos do usuário como cidadão e como sujeito em condição de desenvolver uma vida com qualidade e integrada ao ambiente comunitário.

Art. 5º. Estabelecer como normas e critérios para inclusão dos Serviços Residenciais Terapêuticos em Saúde Mental no SUS:

a – serem exclusivamente de natureza pública;

b – a critério do gestor local, poderão ser de natureza não governamental, sem fins lucrativos, devendo para isso ter Projetos Terapêuticos específicos, aprovados pela Coordenação Nacional de Saúde Mental;

c – estarem integrados à rede de serviços do SUS, municipal, estadual ou por meio de consórcios intermunicipais, cabendo ao gestor local a responsabilidade de oferecer uma assistência integral a esses usuários, planejando as ações de saúde de forma articulada nos diversos níveis de complexidade da rede assistencial;

d – estarem sob gestão preferencial do nível local e vinculados, tecnicamente, ao serviço ambulatorial especializado em saúde mental mais próximo;

e – a critério do gestor municipal/estadual de saúde os Serviços Residenciais Terapêuticos poderão funcionar em parcerias com organizações não governamentais (ONGs) de saúde, ou de trabalhos sociais ou de pessoas físicas nos moldes das famílias de acolhimento, sempre supervisionadas por um serviço ambulatorial especializado em saúde mental.

Art. 6º. Definir que são características físico-funcionais dos Serviços Residenciais Terapêuticos em Saúde Mental:

6.1 – Apresentar estrutura física situada fora dos limites de unidades hospitalares gerais ou especializadas seguindo critérios estabelecidos pelos gestores municipais e estaduais.

6.2 – Existência de espaço físico que contemple de maneira mínima:

6.2.1 – dimensões específicas compatíveis para abrigar um número de no máximo 08 (oito) usuários, acomodados na proporção de até 03 (três) por dormitório;

6.2.2 – sala de estar com mobiliário adequado para o conforto e a boa comodidade dos usuários;

6.2.3 – dormitórios devidamente equipados com cama e armário;

6.2.4 – copa e cozinha para a execução das atividades domésticas com os equipamentos necessários (geladeira, fogão, filtros, armários etc.);

6.2.5 – garantia de, no mínimo, três refeições diárias, café da manhã, almoço e jantar.

Art. 7º. Definir que os serviços ambulatoriais especializados em saúde mental aos quais os Serviços Residenciais Terapêuticos estejam vinculados possuam equipe técnica que atuará na assistência e supervisão das atividades, constituída, no mínimo, pelos seguintes profissionais:

a – 01 (um) profissional de nível superior da área de saúde com formação, especialidade ou experiência na área de saúde mental;

b – 02 (dois) profissionais de nível médio com experiência e/ou capacitação específica em reabilitação psicossocial.

ANEXOS

Art. 8º. Determinar que cabe ao gestor municipal/estadual do SUS identificar os usuários em condições de serem beneficiados por esta nova modalidade terapêutica, bem como instituir as medidas necessárias ao processo de transferência dos mesmos dos hospitais psiquiátricos para os Serviços Residenciais Terapêuticos em Saúde Mental.

Art. 9º. Priorizar, para a implantação dos Serviços Residenciais Terapêuticos em Saúde Mental, os municípios onde já existam outros serviços ambulatoriais de saúde mental de natureza substitutiva aos hospitais psiquiátricos, funcionando em consonância com os princípios da II Conferência Nacional de Saúde Mental e contemplados dentro de um plano de saúde mental, devidamente discutido e aprovado nas instâncias de gestão pública.

Art. 10. Estabelecer que para a inclusão dos Serviços Residenciais Terapêuticos em Saúde Mental no Cadastro do SUS deverão ser cumpridas as normas gerais que vigoram para cadastramento no Sistema Único de Saúde e a apresentação de documentação comprobatória aprovada pelas Comissões Intergestores Bipartites.

Art. 11. Determinar o encaminhamento, por parte das Secretarias Estaduais e Municipais, ao Ministério da Saúde – Secretaria de Políticas de Saúde – Área Técnica da Saúde Mental, relação dos Serviços Residenciais Terapêuticos em Saúde Mental cadastrados no estado, bem como a referência do serviço ambulatorial e a equipe técnica aos quais estejam vinculados, acompanhada das FCA – Fichas de Cadastro Ambulatorial e a atualização da FCH – Ficha de Cadastro Hospitalar com a redução do número de leitos psiquiátricos, conforme art. 2º desta Portaria.

Art. 12. Definir que as Secretarias Estaduais e Secretarias Municipais de Saúde, com apoio técnico do Ministério da Saúde, deverão estabelecer rotinas de acompanhamento, supervisão, controle e avaliação para a garantia do funcionamento com qualidade dos Serviços Residenciais Terapêuticos em Saúde Mental.

Art. 13. Determinar que as Secretarias de Assistência à Saúde e a Secretaria Executiva, no prazo de 30 (trinta) dias, mediante ato conjunto, regulamentem os procedimentos assistenciais dos Serviços Residenciais Terapêuticos em Saúde Mental.

Art. 14. Definir que cabe aos gestores de saúde do SUS emitir normas complementares que visem estimular as políticas de intercâmbio e cooperação com outras áreas de governo, Ministério Público, organizações não governamentais, no sentido de ampliar a oferta de ações e de serviços voltados para a assistência aos portadores de transtornos mentais, tais como: desinterdição jurídica e social, bolsa-salário ou outra forma de benefício pecuniário, inserção no mercado de trabalho.

Art. 15. Esta Portaria entra em vigor na data de sua publicação.

JOSÉ SERRA

Portaria nº 3.088 MS/GM, de 23 de dezembro de 2011

Institui a Rede de Atenção Psicossocial para pessoas com sofrimento ou transtorno mental e com necessidades decorrentes do uso de *crack*, álcool e outras drogas, no âmbito do Sistema Único de Saúde (SUS).

O MINISTRO DE ESTADO DA SAÚDE, no uso das atribuições que lhe conferem os incisos I e II do parágrafo único do art. 87 da Constituição, e

Considerando a Lei nº 8.069, de 13 de julho de 1990, que dispõe sobre o Estatuto da Criança e do Adolescente e dá outras providências;

Considerando as determinações da Lei nº 10.216, de 6 de abril de 2001, que dispõe sobre a proteção e os direitos das pessoas portadoras de transtornos mentais e redireciona o modelo assistencial em saúde mental;

Considerando a Lei nº 10.708, de 31 de julho de 2003, que institui o auxílio-reabilitação psicossocial para pacientes acometidos de transtornos mentais egressos de internações;

Considerando o Decreto nº 7.179, de 20 de maio de 2010, que institui o Plano Integrado de Enfrentamento ao *Crack* e outras Drogas;

Considerando as disposições contidas no Decreto nº 7.508, de 28 de junho de 2011, que dispõe sobre a organização do Sistema Único de Saúde (SUS), o planejamento da saúde, a assistência à saúde e a articulação interfederativa;

ANEXOS

Considerando a Política Nacional a Atenção Integral a Usuários de Álcool e outras Drogas, de 2003;

Considerando a Portaria nº 336/GM/MS, de 19 de fevereiro de 2002, que regulamenta o funcionamento dos Centros de Atenção Psicossocial (CAPS);

Considerando a Portaria nº 816/GM/MS, de 30 de abril de 2002, que institui, no âmbito do SUS, o Programa Nacional de Atenção Comunitária Integrada a Usuários de Álcool e outras Drogas;

Considerando as diretrizes previstas na Portaria nº 1.190/GM/MS, de 4 de junho de 2009, que institui Plano Emergencial de ampliação do Acesso ao Tratamento e Prevenção em Álcool e outras Drogas (PEAD);

Considerando a Portaria nº 4.279/GM/MS, de 30 de dezembro de 2010, que estabelece diretrizes para a organização da Rede de Atenção à Saúde no âmbito do SUS;

Considerando a Portaria nº 1.600/GM/MS, de 7 de julho de 2011, que reformula a Política Nacional de Atenção às Urgências e institui a Rede de Atenção às Urgências SUS;

Considerando as recomendações contidas no Relatório Final da IV Conferência Nacional de Saúde Mental Intersetorial, realizada em 2010;

Considerando a necessidade de que o SUS ofereça uma rede de serviços de saúde mental integrada, articulada e efetiva nos diferentes pontos de atenção para atender as pessoas com demandas decorrentes do consumo de álcool, *crack* e outras drogas; e

Considerando a necessidade de ampliar e diversificar os serviços do SUS para a atenção às pessoas com necessidades decorrentes do consumo de álcool, *crack* e outras drogas e suas famílias, resolve:

Art. 1º Fica instituída a Rede de Atenção Psicossocial, cuja finalidade é a criação, ampliação e articulação de pontos de atenção à saúde para pessoas com sofrimento ou transtorno mental e com necessidades decorrentes do uso de *crack*, álcool e outras drogas, no âmbito do Sistema Único de Saúde (SUS).

Art. 2º Constituem-se diretrizes para o funcionamento da Rede de Atenção Psicossocial:

I – respeito aos direitos humanos, garantindo a autonomia e a liberdade das pessoas;

II – promoção da equidade, reconhecendo os determinantes sociais da saúde;

III – combate a estigmas e preconceitos;

IV – garantia do acesso e da qualidade dos serviços, ofertando cuidado integral e assistência multiprofissional, sob a lógica interdisciplinar;

V – atenção humanizada e centrada nas necessidades das pessoas;

VI – diversificação das estratégias de cuidado;

VII – desenvolvimento de atividades no território, que favoreça a inclusão social com vistas à promoção de autonomia e ao exercício da cidadania;

VIII – desenvolvimento de estratégias de Redução de Danos;

IX – ênfase em serviços de base territorial e comunitária, com participação e controle social dos usuários e de seus familiares;

X – organização dos serviços em rede de atenção à saúde regionalizada, com estabelecimento de ações intersetoriais para garantir a integralidade do cuidado;

XI – promoção de estratégias de educação permanente; e

XII – desenvolvimento da lógica do cuidado para pessoas com transtornos mentais e com necessidades decorrentes do uso de *crack*, álcool e outras drogas, tendo como eixo central a construção do projeto terapêutico singular.

Art. 3º São objetivos gerais da Rede de Atenção Psicossocial:

I – ampliar o acesso à atenção psicossocial da população em geral;

II – promover o acesso das pessoas com transtornos mentais e com necessidades decorrentes do uso de *crack*, álcool e outras drogas e suas famílias aos pontos de atenção; e

III – garantir a articulação e integração dos pontos de atenção das redes de saúde no território, qualificando o cuidado por meio do acolhimento, do acompanhamento contínuo e da atenção às urgências.

ANEXOS

Art. 4º São objetivos específicos da Rede de Atenção Psicossocial:

I – promover cuidados em saúde especialmente para grupos mais vulneráveis (criança, adolescente, jovens, pessoas em situação de rua e populações indígenas);

II – prevenir o consumo e a dependência de *crack*, álcool e outras drogas;

III – reduzir danos provocados pelo consumo de *crack*, álcool e outras drogas;

IV – promover a reabilitação e a reinserção das pessoas com transtorno mental e com necessidades decorrentes do uso de *crack*, álcool e outras drogas na sociedade, por meio do acesso ao trabalho, renda e moradia solidária;

V – promover mecanismos de formação permanente aos profissionais de saúde;

VI – desenvolver ações intersetoriais de prevenção e redução de danos em parceria com organizações governamentais e da sociedade civil;

VII – produzir e ofertar informações sobre direitos das pessoas, medidas de prevenção e cuidado e os serviços disponíveis na rede;

VIII – regular e organizar as demandas e os fluxos assistenciais da Rede de Atenção Psicossocial; e

IX – monitorar e avaliar a qualidade dos serviços por meio de indicadores de efetividade e resolutividade da atenção.

Art. 5º A Rede de Atenção Psicossocial é constituída pelos seguintes componentes:

I – atenção básica em saúde, formada pelos seguintes pontos de atenção:

a – Unidade Básica de Saúde;

b – equipe de atenção básica para populações específicas:

1. Equipe de Consultório na Rua;

2. Equipe de apoio aos serviços do componente Atenção Residencial de Caráter Transitório;

c – Centros de Convivência;

II – atenção psicossocial especializada, formada pelos seguintes pontos de atenção:

a) Centros de Atenção Psicossocial, nas suas diferentes modalidades;

III – atenção de urgência e emergência, formada pelos seguintes pontos de atenção:

a – SAMU 192;

b – Sala de Estabilização;

c – UPA 24 horas;

d – portas hospitalares de atenção à urgência/pronto socorro;

e – Unidades Básicas de Saúde, entre outros;

IV – atenção residencial de caráter transitório, formada pelos seguintes pontos de atenção:

a – Unidade de Recolhimento;

b – Serviços de Atenção em Regime Residencial;

V – atenção hospitalar, formada pelos seguintes pontos de atenção:

a– enfermaria especializada em Hospital Geral;

b – serviço Hospitalar de Referência para Atenção às pessoas com sofrimento ou transtorno mental e com necessidades decorrentes do uso de *crack*, álcool e outras drogas;

VI – estratégias de desinstitucionalização, formada pelo seguinte ponto de atenção:

a – Serviços Residenciais Terapêuticos; e

VII – reabilitação psicossocial.

Art. 6º São pontos de atenção da Rede de Atenção Psicossocial na atenção básica em saúde os seguintes serviços:

I – Unidade Básica de Saúde: serviço de saúde constituído por equipe multiprofissional responsável por um conjunto de ações de saúde, de âmbito individual e coletivo, que abrange a promoção e a proteção da saúde, a prevenção de agravos, o diagnóstico, o tratamento, a reabilitação, a redução de danos e a manutenção da saúde com o objetivo de desenvolver a atenção integral que impacte na situação de saúde e autonomia das pessoas e nos determinantes e condicionantes de saúde das coletividades;

II – Equipes de Atenção Básica para populações em situações específicas:

a – Equipe de Consultório na Rua: equipe constituída por profissionais que atuam de forma itinerante, ofertando ações e cuidados de saúde para a população em situação de rua, considerando suas diferentes necessidades de saúde, sendo responsabilidade dessa equipe, no âmbito da Rede de Atenção Psicossocial, ofertar cuidados em saúde mental, para:

1. pessoas em situação de rua em geral;

2. pessoas com transtornos mentais;

3. usuários de *crack*, álcool e outras drogas, incluindo ações de redução de danos, em parceria com equipes de outros pontos de atenção da rede de saúde, como Unidades Básicas de Saúde, Centros de Atenção Psicossocial, Prontos-Socorros, entre outros;

b) equipe de apoio aos serviços do componente Atenção Residencial de Caráter Transitório: oferece suporte clínico e apoio a esses pontos de atenção, coordenando o cuidado e prestando serviços de atenção à saúde de forma longitudinal e articulada com os outros pontos de atenção da rede; e

III – Centro de Convivência: é unidade pública, articulada às Redes de Atenção à Saúde, em especial à Rede de Atenção Psicossocial, onde são oferecidos à população em geral espaços de sociabilidade, produção e intervenção na cultura e na cidade.

§ 1 - A Unidade Básica de Saúde, de que trata o inciso I deste artigo, como ponto de atenção da Rede de Atenção Psicossocial tem a responsabilidade de desenvolver ações de promoção de saúde mental, prevenção e cuidado dos transtornos mentais, ações de redução de danos e cuidado para pessoas com necessidades decorrentes do uso de *crack*, álcool e outras drogas, compartilhadas, sempre que necessário, com os demais pontos da rede.

§ 2º O Núcleo de Apoio à Saúde da Família, vinculado à Unidade Básica de Saúde, de que trata o inciso I deste artigo, é constituído por profissionais de saúde de diferentes áreas de conhecimento, que atuam de maneira integrada, sendo responsável por apoiar as Equipes de Saúde da Família, as Equipes de Atenção Básica para populações específicas e equipes da academia da saúde, atuando diretamente no apoio matricial e, quando necessário, no cuidado compartilhado junto às equipes da(s) unidade(s) na(s) qual(is) o Núcleo de Apoio à Saúde da Família está vinculado, incluindo o suporte ao manejo de situações relacionadas ao sofrimento ou transtorno mental e aos problemas relacionados ao uso de *crack*, álcool e outras drogas.

§ 3º Quando necessário, a Equipe de Consultório na Rua, de que trata a alínea «a» do inciso II deste artigo, poderá utilizar as instalações das Unidades Básicas de Saúde do território.

§ 4º Os Centros de Convivência, de que trata o inciso III deste artigo, são estratégicos para a inclusão social das pessoas com transtornos mentais e pessoas que fazem uso de *crack*, álcool e outras drogas, por meio da construção de espaços de convívio e sustentação das diferenças na comunidade e em variados espaços da cidade.

Art. 7º O ponto de atenção da Rede de Atenção Psicossocial na atenção psicossocial especializada é o Centro de Atenção Psicossocial.

§ 1º O Centro de Atenção Psicossocial de que trata o caput deste artigo é constituído por equipe multiprofissional que atua sob a ótica interdisciplinar e realiza atendimento às pessoas com transtornos mentais graves e persistentes e às pessoas com necessidades decorrentes do uso de *crack*, álcool e outras drogas, em sua área territorial, em regime de tratamento intensivo, semi-intensivo, e não intensivo.

§ 2º As atividades no Centro de Atenção Psicossocial são realizadas prioritariamente em espaços coletivos (grupos, assembleias de usuários, reunião diária de equipe), de forma articulada com os outros pontos de atenção da rede de saúde e das demais redes.

§ 3º O cuidado, no âmbito do Centro de Atenção Psicossocial, é desenvolvido por intermédio de Projeto Terapêutico Individual, envolvendo em sua

ANEXOS

construção a equipe, o usuário e sua família, e a ordenação do cuidado estará sob a responsabilidade do Centro de Atenção Psicossocial ou da Atenção Básica, garantindo permanente processo de cogestão e acompanhamento longitudinal do caso.

§ 4º Os Centros de Atenção Psicossocial estão organizados nas seguintes modalidades:

I – CAPS I: atende pessoas com transtornos mentais graves e persistentes e também com necessidades decorrentes do uso de *crack*, álcool e outras drogas de todas as faixas etárias; indicado para Municípios com população acima de vinte mil habitantes;

II – CAPS II: atende pessoas com transtornos mentais graves e persistentes, podendo também atender pessoas com necessidades decorrentes do uso de *crack*, álcool e outras drogas, conforme a organização da rede de saúde local, indicado para Municípios com população acima de setenta mil habitantes;

III – CAPS III: atende pessoas com transtornos mentais graves e persistentes. Proporciona serviços de atenção contínua, com funcionamento vinte e quatro horas, incluindo feriados e finais de semana, ofertando retaguarda clínica e acolhimento noturno a outros serviços de saúde mental, inclusive CAPS AD, indicado para Municípios ou regiões com população acima de duzentos mil habitantes;

IV – CAPS AD: atende adultos ou crianças e adolescentes, considerando as normativas do Estatuto da Criança e do Adolescente, com necessidades decorrentes do uso de *crack*, álcool e outras drogas. Serviço de saúde mental aberto e de caráter comunitário, indicado para Municípios ou regiões com população acima de setenta mil habitantes;

V – CAPS AD III: atende adultos ou crianças e adolescentes, considerando as normativas do Estatuto da Criança e do Adolescente, com necessidades de cuidados clínicos contínuos. Serviço com no máximo doze leitos para observação e monitoramento, de funcionamento 24 horas, incluindo feriados e finais de semana; indicado para Municípios ou regiões com população acima de duzentos mil habitantes; e

VI – CAPS i: atende crianças e adolescentes com transtornos mentais graves e persistentes e os que fazem uso de *crack*, álcool e outras drogas. Serviço aberto e de caráter comunitário indicado para municípios ou regiões com população acima de cento e cinquenta mil habitantes.

Art. 8º São pontos de atenção da Rede de Atenção Psicossocial na atenção de urgência e emergência o SAMU 192, Sala de Estabilização, UPA 24 horas, as portas hospitalares de atenção à urgência/pronto-socorro, Unidades Básicas de Saúde, entre outros.

§ 1º Os pontos de atenção de urgência e emergência são responsáveis, em seu âmbito de atuação, pelo acolhimento, classificação de risco e cuidado nas situações de urgência e emergência das pessoas com sofrimento ou transtorno mental e com necessidades decorrentes do uso de *crack*, álcool e outras drogas.

§ 2º Os pontos de atenção da Rede de Atenção Psicossocial na atenção de urgência e emergência deverão se articular com os Centros de Atenção Psicossocial, os quais realizam o acolhimento e o cuidado das pessoas em fase aguda do transtorno mental, seja ele decorrente ou não do uso de *crack*, álcool e outras drogas, devendo nas situações que necessitem de internação ou de serviços residenciais de caráter transitório, articular e coordenar o cuidado.

Art. 9º São pontos de atenção na Rede de Atenção Psicossocial na atenção residencial de caráter transitório os seguintes serviços:

I – Unidade de Acolhimento: oferece cuidados contínuos de saúde, com funcionamento de vinte e quatro horas, em ambiente residencial, para pessoas com necessidade decorrentes do uso de *crack*, álcool e outras drogas, de ambos os sexos, que apresentem acentuada vulnerabilidade social e/ou familiar e demandem acompanhamento terapêutico e protetivo de caráter transitório cujo tempo de permanência é de até seis meses; e

II – Serviços de Atenção em Regime Residencial, entre os quais Comunidades Terapêuticas: serviço de saúde destinado a oferecer cuidados contínuos de saúde, de caráter residencial transitório por até nove meses para adultos

ANEXOS

com necessidades clínicas estáveis decorrentes do uso de *crack*, álcool e outras drogas.

§ 1º O acolhimento na Unidade de Acolhimento será definido exclusivamente pela equipe do Centro de Atenção Psicossocial de referência que será responsável pela elaboração do projeto terapêutico singular do usuário, considerando a hierarquização do cuidado, priorizando a atenção em serviços comunitários de saúde.

§ 2º As Unidades de Acolhimento estão organizadas nas seguintes modalidades:

I – Unidade de Acolhimento Adulto, destinados a pessoas que fazem uso do *crack*, álcool e outras drogas, maiores de dezoito anos; e

II – Unidade de Acolhimento Infanto-Juvenil, destinadas a adolescentes e jovens (de doze até dezoito anos completos).

§ 3º Os serviços de que trata o inciso II deste artigo funcionam de forma articulada com:

I – a atenção básica, que apoia e reforça o cuidado clínico geral dos seus usuários; e

II – o Centro de Atenção Psicossocial, que é responsável pela indicação do acolhimento, pelo acompanhamento especializado durante este período, pelo planejamento da saída e pelo seguimento do cuidado, bem como pela participação de forma ativa da articulação intersetorial para promover a reinserção do usuário na comunidade.

Art. 10. São pontos de atenção na Rede de Atenção Psicossocial na atenção hospitalar os seguintes serviços:

I – enfermaria especializada para atenção às pessoas com sofrimento ou transtorno mental e com necessidades decorrentes do uso de *crack*, álcool e outras drogas, em Hospital Geral, oferece tratamento hospitalar para casos graves relacionados aos transtornos mentais e ao uso de álcool, *crack* e outras drogas, em especial de abstinências e intoxicações severas;

II – serviço Hospitalar de Referência para Atenção às pessoas com sofrimento ou transtorno mental e com necessidades decorrentes do uso de *crack*, álcool e outras drogas oferece suporte hospitalar, por meio de internações de curta duração, para usuários de álcool e/ou outras drogas, em situações assistenciais que evidenciarem indicativos de ocorrência de comorbidades de ordem clínica e/ou psíquica, sempre respeitadas as determinações da Lei nº 10.216, de 6 de abril de 2001, e sempre acolhendo os pacientes em regime de curtíssima ou curta permanência. Funciona em regime integral, durante vinte e quatro horas diárias, nos sete dias da semana, sem interrupção da continuidade entre os turnos.

§ 1º O cuidado ofertado no âmbito da enfermaria especializada em Hospital Geral de que trata o inciso I deste artigo deve estar articulado com o Projeto Terapêutico Individual desenvolvido pelo serviço de referência do usuário e a internação deve ser de curta duração até a estabilidade clínica.

§ 2º O acesso aos leitos na enfermaria especializada em Hospital Geral, de que trata o inciso I deste artigo, deve ser regulado com base em critérios clínicos e de gestão por intermédio do Centro de Atenção Psicossocial de referência e, no caso do usuário acessar a Rede por meio deste ponto de atenção, deve ser providenciado sua vinculação e referência a um Centro de Atenção Psicossocial, que assumirá o caso.

§ 3º A equipe que atua em enfermaria especializada em saúde mental de Hospital Geral, de que trata o inciso I deste artigo, deve ter garantida composição multidisciplinar e modo de funcionamento interdisciplinar.

§ 4º No que se refere ao inciso II deste artigo, em nível local ou regional, compõe a rede hospitalar de retaguarda aos usuários de álcool e outras drogas, observando o território, a lógica da redução de danos e outras premissas e princípios do SUS.

Art. 11. São pontos de atenção na Rede de Atenção Psicossocial nas Estratégias de Desinstitucionalização os Serviços Residenciais Terapêuticos, que são moradias inseridas na comunidade, destinadas a acolher pessoas egressas de internação de longa permanência (dois anos ou mais ininterruptos), egressas de hospitais psiquiátricos e hospitais de custódia, entre outros.

§ 1º O componente Estratégias de Desinstitucionalização é constituído por iniciativas que visam a garantir às pessoas com transtorno mental

ANEXOS

e com necessidades decorrentes do uso de *crack*, álcool e outras drogas, em situação de internação de longa permanência, o cuidado integral por meio de estratégias substitutivas, na perspectiva da garantia de direitos com a promoção de autonomia e o exercício de cidadania, buscando sua progressiva inclusão social.

§ 2º O hospital psiquiátrico pode ser acionado para o cuidado das pessoas com transtorno mental nas regiões de saúde enquanto o processo de implantação e expansão da Rede de Atenção Psicossocial ainda não se apresenta suficiente, devendo estas regiões de saúde priorizar a expansão e qualificação dos pontos de atenção da Rede de Atenção Psicossocial para dar continuidade ao processo de substituição dos leitos em hospitais psiquiátricos.

§ 3º O Programa de Volta para Casa, enquanto estratégia de desinstitucionalização, é uma política pública de inclusão social que visa contribuir e fortalecer o processo de desinstitucionalização, instituída pela Lei nº 10.708, de 31 de julho de 2003, que provê auxílio reabilitação para pessoas com transtorno mental egressas de internação de longa permanência.

Art. 12. O componente Reabilitação Psicossocial da Rede de Atenção Psicossocial é composto por iniciativas de geração de trabalho e renda/ empreendimentos solidários/cooperativas sociais.

§ 1º As ações de caráter intersetorial destinadas à reabilitação psicossocial, por meio da inclusão produtiva, formação e qualificação para o trabalho de pessoas com transtorno mental ou com necessidades decorrentes do uso de *crack*, álcool e outras drogas em iniciativas de geração de trabalho e renda/ empreendimentos solidários/cooperativas sociais.

§ 2º As iniciativas de geração de trabalho e renda/empreendimentos solidários/cooperativas sociais de que trata o § 1º deste artigo devem articular sistematicamente as redes de saúde e de economia solidária com os recursos disponíveis no território para garantir a melhoria das condições concretas de vida, ampliação da autonomia, contratualidade e inclusão social de usuários da rede e seus familiares.

Art. 13. A operacionalização da implantação da Rede de Atenção Psicossocial se dará pela execução de quatro fases:

I – Fase I – Desenho Regional da Rede de Atenção Psicossocial:

a – realização pelo Colegiado de Gestão Regional (CGR) e pelo Colegiado de Gestão da Secretaria de Estado de Saúde do Distrito Federal (CGSES/DF), com o apoio da SES, de análise da situação de saúde das pessoas com sofrimento ou transtorno mental e com necessidades decorrentes do uso de *crack*, álcool e outras drogas, com dados primários, incluindo dados demográficos e epidemiológicos, dimensionamento da demanda assistencial, dimensionamento da oferta assistencial e análise da situação da regulação, da avaliação e do controle, da vigilância epidemiológica, do apoio diagnóstico, do transporte e da auditoria e do controle externo, entre outros;

b – pactuação do Desenho da Rede de Atenção Psicossocial no CGR e no CGSES/DF;

c – elaboração da proposta de Plano de Ação Regional, pactuado no CGR e no CGSES/DF, com a programação da atenção à saúde das pessoas com sofrimento ou transtorno mental e com necessidades decorrentes do uso de *crack*, álcool e outras drogas, incluindo as atribuições, as responsabilidades e o aporte de recursos necessários pela União, pelo Estado, pelo Distrito Federal e pelos Municípios envolvidos; na sequência, serão elaborados os Planos de Ação Municipais dos Municípios integrantes do CGR;

d – estímulo à instituição do Fórum Rede de Atenção Psicossocial que tem como finalidade a construção de espaços coletivos plurais, heterogêneos e múltiplos para participação cidadã na construção de um novo modelo de atenção às pessoas com sofrimento ou transtorno mental e com necessidades decorrentes do uso de *crack*,álcool e outras drogas, mediante o acompanhamento e contribuição na implementação da Rede de Atenção Psicossocial na Região;

II – Fase II – adesão e diagnóstico:

a – apresentação da Rede de Atenção Psicossocial no Estado, Distrito Federal e nos Municípios;

b – apresentação e análise da matriz diagnóstica, conforme o Anexo I a esta Portaria, na Comissão Intergestores Bipartite (CIB), no CGSES/DF e no CGR;

c – homologação da região inicial de implementação da Rede de Atenção Psicossocial na CIB e CGSES/DF;

d – instituição de Grupo Condutor Estadual da Rede de Atenção Psicossocial, formado pela SES, Conselho Nacional de Secretarias Municipais de Saúde (CONASEMS) e apoio institucional do Ministério da Saúde, que terá como atribuições:

1. mobilizar os dirigentes políticos do SUS em cada fase;

2. apoiar a organização dos processos de trabalho voltados a implantação/implementação da rede;

3. identificar e apoiar a solução de possíveis pontos críticos em cada fase;

4. monitorar e avaliar o processo de implantação/implementação da rede;

e – contratualização dos Pontos de Atenção;

f – qualificação dos componentes;

III – Fase 3 – Contratualização dos Pontos de Atenção:

a – elaboração do desenho da Rede de Atenção Psicossocial;

b – contratualização pela União, pelo Estado, pelo Distrito Federal ou pelo Município dos pontos de atenção da Rede de Atenção Psicossocial observadas as responsabilidades definidas para cada componente da Rede;

c – instituição do Grupo Condutor Municipal em cada Município que compõe o CGR, com apoio institucional da SES;

IV – Fase 4 – Qualificação dos componentes:

a – realização das ações de atenção à saúde definidas para cada componente da Rede, previstas nos arts. 6º ao 12 desta Portaria; e

b – cumprimento das metas relacionadas às ações de atenção à saúde, que deverão ser definidas na matriz diagnóstica para cada componente da Rede, serão acompanhadas de acordo com o Plano de Ação Regional e dos Planos de Ações Municipais.

Art. 14. Para operacionalização da Rede de Atenção Psicossocial cabe:

I – à União, por intermédio do Ministério da Saúde, o apoio à implementação, financiamento, monitoramento e avaliação da Rede de Atenção Psicossocial em todo território nacional;

II – ao Estado, por meio da Secretaria Estadual de Saúde, apoio à implementação, coordenação do Grupo Condutor Estadual da Rede de Atenção Psicossocial, financiamento, contratualização com os pontos de atenção à saúde sob sua gestão, monitoramento e avaliação da Rede de Atenção Psicossocial no território estadual de forma regionalizada; e

III – ao Município, por meio da Secretaria Municipal de Saúde, implementação, coordenação do Grupo Condutor Municipal da Rede de Atenção Psicossocial, financiamento, contratualização com os pontos de atenção à saúde sob sua gestão, monitoramento e avaliação da Rede de Atenção Psicossocial no território municipal.

Art. 15. Os critérios definidos para implantação de cada componente e seu financiamento, por parte da União, serão objetos de normas específicas a serem publicadas pelo Ministério da Saúde.

Art. 16. Fica constituído Grupo de Trabalho Tripartite, coordenado pelo Ministério da Saúde, a ser definido por Portaria específica, para acompanhar, monitorar, avaliar e, se necessário, revisar esta Portaria em até cento e oitenta dias.

Art. 17. Esta Portaria entra em vigor na data de sua publicação.

ALEXANDRE ROCHA SANTOS PADILHA

ANEXO I
MATRIZ DIAGNÓSTICA DA REDE DE ATENÇÃO PSICOSSOCIAL

Região:					
Município:					
População:					
COMPONENTE	Ponto de Atenção	Necessidade	Existentes	Déficit	Parâmetro
I. Atenção Básica em Saúde	Unidade Básica de Saúde				Conforme orientações da Política Nacional de Atenção Básica, de 21 de outubro de 2011.
	Equipes de Atenção Básica para populações em situações específicas				Consultório na Rua – Portaria que define as diretrizes de organização e funcionamento das equipes de Consultório na Rua.
					Equipe de apoio aos serviços do componente Atenção Residencial de Caráter Transitório.
					1 – municípios com 3 ou mais CT: 1 equipe para cada 3 CTs. 2 – municípios com menos de 3 CT (menos de 80 pessoas): a atenção integral fica por conta das equipes de AB do município.
	Núcleo de Apoio à Saúde da Família				Conforme orientações da Política Nacional de Atenção Básica 2011.
	Centro de Convivência				
II. Atenção Psicossocial Especializada	Centro de Atenção Psicossocial				
	CAPS I				Municípios ou regiões com pop. acima de 20 mil hab.
	CAPS II				Municípios ou regiões com pop. acima de 70 mil hab.
	CAPS III				Municípios ou regiões com pop. acima de 200 mil hab.
	CAPS AD				Municípios ou regiões com pop. acima de 70 mil hab.
	CAPS AD III				Municípios ou regiões com pop. acima de 200 mil hab.
	CAPS i				Municípios ou regiões com pop. acima de 150 mil hab.

ENFERMAGEM EM SAÚDE MENTAL

COMPONENTE	Ponto de Atenção	Necessidade	Existentes	Déficit	Parâmetro
III. Atenção de Urgência e Emergência	UPA/SAMU				Conforme orientações da Portaria da Rede de Atenção às Urgências, de 07 de julho de 2011.
IV. Atenção Residencial de Caráter Transitório	UA adulto				1 UA (com 15 vagas) para cada 10 leitos de enfermarias especializadas em hospital geral por município.
	UA infantojuvenil				Municípios com mais de 100 mil habitantes e com mais de 2.500 crianças e adolescentes em potencial para uso de drogas ilícitas (UNODC, 2011). Municípios com 2.500 a 5.000 crianças e adolescentes em potencial para uso de drogas ilícitas: 1 unidade.
					Municípios com mais de 5.000 crianças e adolescentes em potencial para uso de drogas ilícitas: 1 unidade para cada 5.000 crianças e adolescentes.
	Comunidade terapêutica				
V. Atenção Hospitalar	Leitos				1 leito para cada 23 mil habitantes – Portaria nº 1.101/2002.
	Enfermaria especializada				
VI. Estratégias de Desinstitucionalização	SRT				A depender do nº de munícipes longamente internados.
	PVC				A depender do nº de munícipes longamente internados.
VII. Reabilitação Psicossocial	Cooperativas				

(*) Republicada por ter saído, no DOU nº 247, de 26-12-2011, Seção 1, págs. 230/232, com incorreção no original.

(*) Republicada por ter saído, no DOU nº 251, de 30-12-2011, Seção 1, págs. 50/60, com incorreção no original.

(*) Republicada por ter saído, no DOU nº 96, de 21.05.2013, Seção 1, págs. 37/38, com incorreção no original.

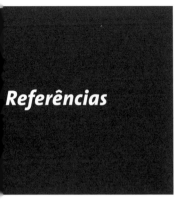

Referências

ABERASTURY, Arminda; KNOBEL, Mauricio. **Adolescência normal**. Tradução: Suzana Maria Garagoray Ballve. Porto Alegre: Artes Médicas, 1981. 92 p.

AMARANTE, Paulo (org.). **Loucos pela vida**. Rio de Janeiro: SDE/ENSP, 1995. 143 p.

BASAGLIA, Franco. **A psiquiatria alternativa**: contra o pessimismo da razão, o otimismo da prática. Tradução: Sonia Soianesi, Maria Celeste Marcondes. São Paulo: Brasil Debates, 1979. 158 p.

BIRMAN, Joel. Que droga!!! *In*: INEM, Clara; BAPTISTA, Marcos (org.). **Toxicomanias**: uma abordagem clínica. Rio de Janeiro: Sette Letras, 1997. p. 9-22.

_____; COSTA, Jurandir Freire. Organização de instituições para uma psiquiatria comunitária. *In*: AMARANTE, Paulo (org.). **Psiquiatria social e reforma psiquiátrica**. Rio de Janeiro: Fiocruz, 1994. p. 41-71.

BRASIL. Agência Nacional de Vigilância Sanitária. **Protocolo de Segurança na Prescrição, Uso e Administração de Medicamentos**. Brasília, DF: Ministério da Saúde, [s.d.]. Disponível em: http://www20.anvisa.gov.br/segurancadopaciente/index.php/publicacoes/item/seguranca-na-prescricao-uso-e-administracao-de-medicamentos. Acesso em: 13 fev. 2019.

_____. **Atenção psicossocial a crianças e adolescentes no SUS**: tecendo redes para garantir direitos. Brasília: Ministério da Saúde, 2014.

_____. Lei nº 10.216, de 6 de abril de 2001. Dispõe sobre a proteção e os direitos das pessoas portadoras de transtornos mentais e redireciona o modelo assistencial em saúde mental. **Diário Oficial [da] República Federativa do Brasil**, Brasília, DF, v. 139, n. 69, p. 2, 9 abr. 2001.

_____. Lei nº 10.708, de 31 de julho de 2003. Institui o auxílio-reabilitação psicossocial para usuários acometidos de transtornos mentais egressos de internações. **Diário Oficial [da] República Federativa do Brasil**, Brasília, DF, v. 140, n. 147, p. 3, 1º ago. 2003b.

_____. Ministério da Justiça. Secretaria Nacional de Políticas sobre Drogas. **Legislação e políticas públicas sobre drogas no Brasil**. Brasília: Senad, 2011. 106 p.

_____. Ministério da Saúde. **A política do Ministério da Saúde para a atenção integral a usuários de álcool e outras drogas**. Brasília: Ministério da Saúde, 2003a.

_____. Ministério da Saúde. **Manual do programa "De Volta para Casa"**. Brasília: Ministério da Saúde, 2003c. (Série A. Normas e Manuais Técnicos).

_____. Ministério da Saúde. **Manual para Centros de Atenção Psicossocial**. Brasília, 2002. 28 p.

_____. **O trabalho do agente comunitário de saúde**. Brasília: Ministério da Saúde, 2009. (Série F. Comunicação e Educação em Saúde).

_____. Portaria nº 106, de 11 de fevereiro de 2000. Cria os Serviços Residenciais Terapêuticos em Saúde Mental. **Diário Oficial [da] República Federativa do Brasil**, Brasília, DF, v. 138, n. 31E, 14 fev. 2000.

_____. Portaria nº 336, de 19 de fevereiro de 2002. Atualiza normas constantes da Portaria MS/SAS nº 224, de 29 de janeiro de 1992 e estabelece os Centros de Atenção Psicossocial nas modalidades CAPS I, CAPS II e CAPS III, CAPS i II e CAPS ad II. Brasília, DF, 2002. Disponível em: http://bvsms.saude.gov.br/bvs/saudelegis/gm/2002/prt0336_19_02_2002.html. Acesso em: 13 fev. 2019.

_____. Portaria nº 3.088 MS/GM. Institui a Rede de Atenção Psicossocial para pessoas com sofrimento ou transtorno mental e com necessidades decorrentes do uso de *crack*, álcool e outras drogas, no âmbito do Sistema Único de Saúde (SUS). Brasília, DF, 2011. Disponível em: http://bvsms. saude.gov.br/bvs/saudelegis/gm/2011/prt3088_23_12_2011_rep.html. Acesso em: 13 fev. 2019.

_____. **Residências Terapêuticas**: o que são, para que servem. Brasília: Ministério da Saúde, 2004b. (Série F. Comunicação e Educação em Saúde.)

_____. **Saúde Mental no SUS**: os Centros de Atenção Psicossocial. Brasília: Ministério da Saúde, 2004a. (Série F. Comunicação e Educação em Saúde.)

_____. Lei nº 6.368, de 21 de outubro de 1976. Dispõe sobre medidas de prevenção e repressão ao tráfico ilícito e uso indevido de substâncias entorpecentes ou que determinem dependência física ou psíquica, e dá outras providências. Brasília, DF, 1976. Disponível em: http://www.planalto.gov. br/ccivil_03/leis/L6368.htm. Acesso em: 15/4/2019.

_____. Lei nº 8.069, de 13 de julho de 1990. Vigência Dispõe sobre o Estatuto da Criança e do Adolescente e dá outras providências. Brasília, DF, 1990. Disponível em: http://www.planalto.gov.br/ccivil_03/LEIS/L8069. htm. Acesso em: 15/4/2019.

_____. Lei nº 11.343, de 23 de agosto de 2006. Institui o Sistema Nacional de Políticas Públicas sobre Drogas - Sisnad; prescreve medidas para prevenção do uso indevido, atenção e reinserção social de usuários e dependentes de drogas; estabelece normas para repressão à produção não autorizada e ao tráfico ilícito de drogas; define crimes e dá outras providências. Brasília, DF, 2006. Disponível em: http://www.planalto.gov.br/ccivil_03/_Ato2004-2006/2006/Lei/L11343.htm#art75. Acesso em: 15/4/2019.

_____. Portaria nº 52, de 20 de janeiro de 2004. Institui o Programa Anual de Reestruturação da Assistência Psiquiátrica Hospitalar no SUS – 2004. Brasília, DF, 2004. Disponível em: http://bvsms.saude.gov.br/bvs/saudelegis/gm/2004/prt0052_20_01_2004.html. Acesso em: 15/4/2019.

_____. Portaria nº 2.840, de 29 de dezembro de 2014. Cria o Programa de Desinstitucionalização integrante do componente Estratégias de Desinstitucionalização da Rede de Atenção Psicossocial (RAPS), no âmbito do Sistema Único de Saúde (SUS), e institui o respectivo incentivo financeiro de custeio mensal. Brasília, DF, 2014. Disponível em: http://bvsms. saude.gov.br/bvs/saudelegis/gm/2014/prt2840_29_12_2014.html. Acesso em: 15/4/2019.

COLLIÈRE, Marie-Françoise. **Cuidar...**: a primeira arte da vida. Tradução: Sílvia Ventura, Ana Filipa Oliveira, Fernanda Oliveira *et al*. Loures, Portugal: Lusociência, 2003. 440 p.

CONFERÊNCIA NACIONAL DE SAÚDE MENTAL, 2. **Relatório final**. Brasília: Ministério da Saúde/Secretaria de Assistência à Saúde/Coordenação de Saúde Mental, 1994. 63 p.

COSTA, Jurandir F. **História da psiquiatria no Brasil**: um corte ideológico. 4. ed. Rio de Janeiro: Xenon, 1989. 187 p.

CRUZ, Marcelo S.; FERREIRA, Salette M. B. Determinantes socioculturais do uso abusivo de álcool e outras drogas: uma visão panorâmica. *In*: CRUZ, Marcelo S.; FERREIRA, Salette M. B. (org.). **Álcool e drogas**: usos, dependência e tratamentos. Rio de Janeiro: Ipub/Cuca, 2001. p. 95-113.

EIZIRICK, Cláudio L.; KAPCZINSKI, Flávio; BASSOLS, Ana M. S. **O ciclo da vida humana**: uma perspectiva psicodinâmica. Porto Alegre: Artmed, 2001. 200 p.

ESTADO DO RIO DE JANEIRO. Lei no 4.326, de 12 de maio de 2004. Institui a obrigatoriedade de todos os empreendimentos de interesse turístico nos municípios manterem adaptações e acessibilidade a idosos, pessoas com deficiência e demais no âmbito do estado do Rio de Janeiro e dá outras providências. Rio de Janeiro, RJ, 2004. Disponível em http://alerjln1.alerj. rj.gov.br/contlei.nsf/f25edae7e64db53b032564fe005262ef/ff6fc9aa833df88 983256e940062c661?OpenDocument. Acesso em: 15/4/2019.

EVANGELISTA, Ana Paula. Interesses privados na saúde mental. **Revista POLI: Saúde, Educação e Trabalho**, Rio de Janeiro, ano X, n. 54, p. 25-29, nov.-dez. 2017.

FELISBERTO, Ana Cristina; CIANCIO, Raquel Martinho. Coordenação de Saúde Mental da Secretaria Municipal de Saúde do Rio de Janeiro.

REFERÊNCIAS

O cuidado ajuda a reatar laços: cartilha sobre saúde mental e violência para os agentes comunitários de saúde. Rio de Janeiro: CICV, 2013.

FERREIRA FILHO, João. **O Dia Mundial da Saúde Mental**. [s.l.,: s.n.], 2001. (Folheto).

FERRO, Rubén O.; MALVAREZ, Silvina. Cidadão Pussin: reflexões sobre um silêncio na história das "ideias psiquiátricas". **Saúde Mental Coletiva**, [s.l.], v. 1, n. 1, p. 14-24, 1992.

FREUD, Sigmund. La sexualidad infantil. *In*: _____. **Obras completas**. Tradução: Luis Lopez-Ballesteros y de Torres. Madrid: Editorial Biblioteca Nueva, 1948. v. I, p. 797-814.

_____. Lo inconsciente. *In*: _____. **Obras completas**. Tradução: Luis Lopez-Ballesteros y de Torres. Madrid: Editorial Biblioteca Nueva, 1948. v. I, p. 1063-1081.

INSTITUTO FRANCO BASAGLIA. Disponível em: www.ifb.org.br. Acesso em: 13 fev. 2019.

IRVING, Susan. **Enfermagem psiquiátrica básica**. Tradução: Fernando Diniz Mundim, Maria Dolores Lins de Andrade. Rio de Janeiro: Interamericana, 1978. 292 p.

KIRSCHBAUM, Débora Isane R. **Análise histórica das práticas de enfermagem no campo da assistência psiquiátrica no Brasil, no período compreendido entre as décadas de 20 e 50**. 1994. 369 f. Tese (Doutorado em Saúde Mental) – Faculdade de Ciências Médicas, Universidade Estadual de Campinas, Campinas, 1994.

KOLB, Lawrence C. **Psiquiatria clínica**. Tradução: Sonia Pacheco Alves *et al*. Rio de Janeiro: Interamericana, 1976. 646 p.

LAMBERT, Milton S. (org.). **Drogas**: mitos e realidades. Rio de Janeiro: Medsi, 2001. 233 p.

LIMA, José Mauro Braz de. **Alcoologia**: uma visão sistêmica dos problemas relacionados ao uso e abuso do álcool. Rio de Janeiro: UFRJ/EEAN, 2003. 118 p.

LINS, Emmanuela V. A nova Lei de Drogas e o usuário: a emergência de uma política pautada na prevenção, na redução de danos, na assistência e na reinserção social. *In*: NERY FILHO, Antonio *et al.* (org.). **Toxicomanias**: incidências clínicas e socioantropológicas. Salvador: Edufba; Cetad, 2009, p. 243-267. Disponível em: http://books.scielo.org/id/qk/pdf/nery-9788523208820-16.pdf. Acesso em: 13 fev. 2019.

LOPES, Gerson. **Sexualidade humana**. 2. ed. Rio de Janeiro: Medsi, 1993. 355 p.

LOBOSQUE, Ana Marta. Preparação para o cuidado/manejo das situações de crise e urgência em saúde mental. *In:* ZEFERINO, Maria Terezinha; RODRIGUES, Jeferson; ASSIS, Jaqueline Tavares (org.). **Crise e urgência em saúde mental**: o cuidado às pessoas em situações de crise e urgência na perspectiva da atenção psicossocial – Módulo 4. 4. ed. Florianópolis: UFSC, 2014.

LOYOLA, Cristina M. D. Saúde mental e enfermagem psiquiátrica: contribuições para a ressocialização da pessoa em sofrimento psíquico. **Escola Anna Nery Revista de Enfermagem**, Rio de Janeiro, v. 21, n. 3, 2017. Disponível em: http://www.scielo.br/pdf/ean/v21n3/pt_1414-8145-ean-2177-9465-EAN-2017-0003-0001.pdf. Acesso em: 4 dez. 2017.

MACHADO, Ana Lúcia; COLVERO, Luciana de Almeida. **Saúde mental**: para auxiliares e técnicos de enfermagem. São Caetano do Sul: Difusão, 2009. 114 p.

MACHADO, Roberto *et al.* **Danação da norma**: medicina social e constituição da psiquiatria no Brasil. Rio de Janeiro: Graal, 1978. 559 p.

MANN, Claudio Gruber; OLIVEIRA, Suely Brochado. Oficina de saúde & sexualidade: um novo dispositivo de saúde mental em tempos de Aids. **Cadernos do IPUB**: compreensão e crítica para uma clínica de enfermagem psiquiátrica, Rio de Janeiro, v. 6, n. 19, p. 161-170, 2000.

MARCOLAN, João Fernando; CASTRO, Rosiani C. B. Ribeiro. **Enfermagem em saúde mental e psiquiátrica**. Rio de Janeiro: Elsevier, 2013. 434 p.

REFERÊNCIAS

MILMAN, Lulli. Casa da Árvore: um delicado encontro entre adultos do asfalto e crianças de favela. *In*: MAIA, Marisa Schargel (org.). **Por uma ética do cuidado.** Rio de Janeiro: Faperj/Garamond Universitária, 2009. p. 251-267.

MIRANDA, Cristina Loyola. **O parentesco imaginário.** São Paulo: Cortez, 1994. 172 p.

_____; ROCHA, Ruth. Apresentação. **Cadernos do IPUB**: compreensão e crítica para uma clínica de enfermagem psiquiátrica, Rio de Janeiro, v. 6, n. 19, p. 7-10, 2000.

MOREIRA, Almerinda. **Escola de Enfermagem Alfredo Pinto**: 100 anos. 1990. 212 f. Dissertação (Mestrado em Enfermagem)–UniRio, Rio de Janeiro, 1990.

NOWLIS, Helen. **A verdade sobre as drogas.** Rio de Janeiro: Unesco/ IBBEC/Uerj, 1975. 87 p.

ORGANIZAÇÃO MUNDIAL DA SAÚDE (OMS). **Neurociências**: consumo e dependência de substâncias psicoativas. Genebra: OMS, 2004. 40 p.

_____. **Classificação de transtornos mentais e de comportamento da CID 10**: descrições clínicas e diretrizes diagnósticas. Porto Alegre: Artes Médicas, 1993. 351 p.

PICHOT, Pierre. **Un siècle de psychiatrie.** Paris: Éditions Dacosta (Roche), 1983. 189 p.

PITTA, Ana Maria. O que é reabilitação psicossocial no Brasil, hoje? *In*: _____ (org.). **Reabilitação psicossocial no Brasil.** São Paulo: Hucitec, 1996. 158 p.

ROCHA, Ruth M. **Enfermagem psiquiátrica**: que papel é este? Rio de Janeiro: Instituto Franco Basaglia, 1994. 129 p.

_____; PINTO, Diana; VIEIRA, Sarita. Juliano Moreira: o aprisionamento da loucura no discurso científico. **Jornal Brasileiro de Psiquiatria**, [s.l.], v. 47, n. 9, p. 449-455, set. 1998.

SARACENO, Benedetto. **Libertando identidades**: da reabilitação psicossocial à cidadania possível. Tradução: Lúcia Helena Zanetta, Maria do Carmo Zanetta, Willians Valentini. Rio de Janeiro: Te Corá Ed., 1999. 176 p.

_____; ASIOLI, Fabrizio; TOGNONI, Gianni. **Manual de saúde mental**. Tradução: Willians Valentini. 2. ed. São Paulo: Hucitec, 1997. 83 p.

SILVEIRA, Nise da. **O mundo das imagens**. São Paulo: Ática, 1992. 165 p.

TAYLOR, Cecelia M. Fundamentos de enfermagem psiquiátrica de Mereness. Tradução: Dayse Batista. Porto Alegre: Artes Médicas, 1992. 465 p.

TRAVELBEE, Joyce. **Intervención en enfermería psiquiátrica**: el proceso de la relación de persona a persona. Cali, Colômbia: OMS – Carvajal, 1979. 257 p.

VENÂNCIO, Ana Teresa; LEAL, Erotildes Maria; DELGADO, Pedro Gabriel (org.). Apresentação. *In*: CONGRESSO DE SAÚDE MENTAL DO ESTADO DO RIO DE JANEIRO, 1. **Anais...**: o campo da atenção psicossocial. Rio de Janeiro: Te Corá/Instituto Franco Basaglia, 1997. p. vii-ix.

WEINER, Dora B. **Comprender y curar**: Philippe Pinel (1745-1826) – la medicina de la mente. México: Fondo de Cultura Económica, 2002. 439 p.